COURS

D'ÉTUDE PHARMACEUTIQUE.

TOME PREMIER.

COURS

D'ÉTUDE PHARMACEUTIQUE.

Par B. LAGRANGE,

Pharmacien de Paris et Officier de Santé
des Armées de la République

TOME PREMIER.

PHYSIQUE.

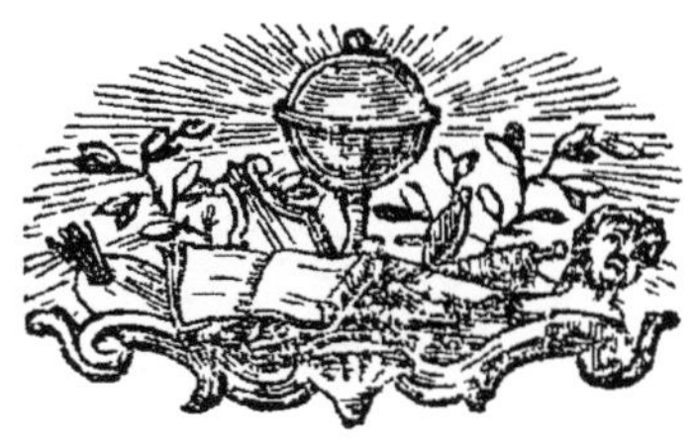

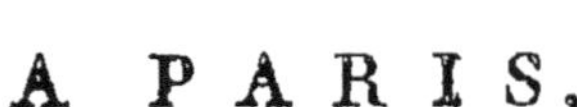

A PARIS,

CHEZ H. J. JANSEN ET Cᵉ, IMPRIMEURS-LIBRAIRES,
PLACE DU MUSÉUM.

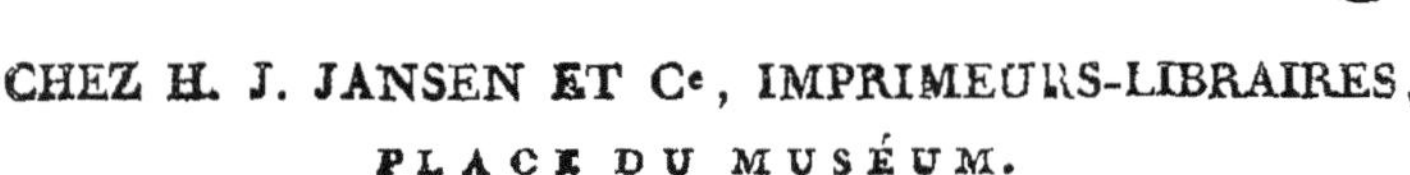

TROISIÈME ANNÉE DE LA REPUBLIQUE FRANÇOISE,
UNE ET INDIVISIBLE.

AVIS.

Ce premier volume du Cours d'étude pharmaceutique est imprimé depuis deux ans; il ne faut donc pas être surpris d'y trouver quelques dénominations et quelques qualifications qui ne sont plus reçues dans le systême républicain sous lequel nous avons maintenant le bonheur de vivre.

AVERTISSEMENT.

L'OUVRAGE que je présente au public, sous le titre de Cours d'étude pharmaceutique, est destiné particulièrement aux élèves. J'ai fait en sorte d'éviter une sécheresse rebutante, et une prolixité toujours ennuyeuse.

Je n'ai mis dans cet ouvrage que ce qui m'a paru essentiellement nécessaire pour donner de bons principes de pharmacie à ceux qui veulent en entreprendre l'étude. J'ai rejetté, autant que j'ai pu, les divisions inutiles, et les raisonnemens minutieux, qui ne servent souvent qu'à rendre un ouvrage obscur ; ici tout est simplifié ; et les mots et les choses, tout est à la portée du plus grand nombre.

L'objet que je me suis proposé dans

A 3

cet ouvrage élémentaire, a moins été de faire un livre que de profiter de ceux qui sont faits, et de faciliter l'étude de la pharmacie ; le lecteur pouvant se procurer ici à peu de frais des connoissances qu'il seroit sans cela obligé de chercher dans plusieurs livres fort chers. Ainsi, qu'on ne me reproche point de n'être que copiste ; en ceci je me fais gloire de l'être : je nomme mes originaux. A quoi auroit servi de donner un tour différent aux morceaux que je rapporte, quand je les ai trouvés bien écrits ? L'ambition a porté plusieurs écrivains à éviter de paroître copistes ; sous un foible déguisement, ils ont profité dans le silence des travaux d'autrui, et par-là sont devenus plagiaires. Je crois donc rendre hommage aux auteurs, et non les dépouiller, que de les avoir choisis, comme j'ai fait, pour mes modèles. MM. Fourcroy, Lavoisier, Chaptal, Baumé, Sigaud de Lafond, Waston, Enguehouse, etc., sont les principales sources où j'ai puisé ce qui convenoit à mon travail, qui leur appartient donc en quelque sorte. Les choses qui viennent de moise bornent presque uniquement au choix et à l'arrangement, ainsi qu'à la traduction de différens articles tirés des auteurs latins et anglois, que j'ai rendus en notre langue, pour éviter une bigarrure incommode.

Enfin, je n'ai rien oublié de tout ce qui pouvoit contribuer à la perfection de cet ouvrage; j'ai examiné avec rigueur ce qui m'a paru douteux, et je me suis servi pour découvrir la vérité de la raison aussi bien que de l'autorité. J'ai recueilli, avec tout le soin possible, les nouvelles découvertes. Je n'ai rien avancé de superflu, rien qui soit étranger à mon sujet et qui ne porte sur des preuves incontestables.

Je prie le lecteur de ne point condamner mon ouvrage avant de l'avoir lu et de l'abandonner, s'il ne répond pas aux espérances qu'il en avoit conçues, ou de *m'indiquer les corrections dont il le croit susceptible ; je lui en témoignerai toute ma reconnoissance.*

PLAN

DE L'OUVRAGE.

L'OBSERVATION et l'expérience instruisirent les premiers hommes, et l'éducation de tous les temps a été le produit des circonstances, des routines ou de l'art. Cependant les principes établis jusqu'à ce jour, malgré qu'ils inspirent les grandes règles propres à développer les esprits, ne sont pas encore assez clairs pour faciliter les mémoires les plus ingrates. L'art de l'enseignement peut pousser ses influences bien au-delà de ce qu'on en a espéré jusqu'à ce jour : il est des moyens sûrs, si les auteurs vouloient déroger à leur gravité, pour donner le goût de la précision et de l'activité à ceux qui commencent à se

livrer à l'étude d'une science. Je suis.
éloigné de croire que j'ai atteint ce but ;
mais je ne dis pas que l'on ne puisse y parvenir. Mes vues s'y sont portées ; qu'un
autre essaye, et sûrement on parviendra à
établir des principes qui applaniront la route
des sciences.

Le succès de l'enseignement paroîtra toujours sûr, lorsque les maîtres voudront fixer
l'attention des élèves en éclaircissant les
principes par un nombre suffisant d'exem-
ples pour les leur faire concevoir ; mais ce
n'est point encore avec les mots seuls qu'on
peut opérer une vraie instruction, sur-tout
dans la pharmacie : la pratique démontre
le contraire. La nature semble avoir consacré spécialement trois sens à l'instruction
de l'homme. Par le tact, il en doit prendre les connoissances primitives auxquelles
toutes les autres doivent se rapporter immédiatement ou médiatement ; par la vue
et par l'ouie, il doit se rappeler les premières, et en tirer des connoissances ana-

logiques ; et en leur ajoutant des signes sensibles , la réflexion s'en sert pour se rappeler toutes les pensées au besoin , et les combiner à l'infini. Il faudroit donc mettre ces
trois sens à contribution dans les études , et
soumettre les objets à l'examen de chacun ;
par-là on reconnoîtroit les avantages qu'il
y auroit à appliquer toutes les facultés in-
tellectuelles aux sensations par les idées
qu'elles procureroient.

Je n'entrerai pas dans un plus grand détail
touchant les principes de l'enseignement ; je
déduirai un jour les moyens que je ne fais
qu'énoncer ici ; je vais, en peu de mots,
établir le plan qui m'a paru le plus propre
à faciliter l'étude de la pharmacie.

Cet ouvrage est divisé en quatre parties :
la première contient les élémens de la physique. J'ai pensé qu'il falloit connoître la
nature avant d'en examiner les produits ; en
effet, la physique peut être regardée comme
l'art de trouver et d'énoncer les vérités de
la nature. La marche que j'ai suivie est

simple, les sujets qui y sont traités me semblent assez étendus pour donner, à l'aide de l'expérience, des connoissances suffisantes aux pharmaciens. Les loix générales de la nature, des propriétés des corps et du mouvement, la pesanteur et tout ce qui y a rapport, la théorie des machines, l'hydrostatique, les tubes capillaires, etc. ; l'air fixe, inflammable et oxigène, l'optique en général ; enfin, tout ce qui concerne la lumière, l'électricité, l'aimant, l'accoustique, etc., forment cette première partie.

La seconde contient la matière médicale, ou les médicamens simples. Je l'ai divisée en trois règnes, et les règnes sont subdivisés en sections. La première section, le règne minéral, est divisée en six chapitres. Le premier traite des terres ; le deuxième des sels naturels et artificiels ; le troisième des pierres et mines précieuses ; le quatrième des pierres précieuses ; le cinquième des métaux minéraux et des fards ; le sixième des substances marines. La seconde section, le règne végétal , est divisée en huit chapitres : les plantes , les fruits , les écorces , les bois , les gommes et résines , les résines liquides et les baumes naturels , les sucs épais et concrets , les champignons et les mousses. La troisième section , ou le règne animal , traite des animaux ou de leurs parties.

La troisième partie , la botanique , commence par les principes de cette science ; viennent ensuite les systêmes de Linnée et Tournefort ; enfin , la démonstration botanique d'un grand nombre de plantes , d'après la méthode de Tournefort. Ce cours de botanique est assez étendu pour donner une notion suffisante aux pharmaciens , et pour tous ceux que leur état appelle à avoir une connoissance exacte du règne végétal , sans qu'ils soient obligés d'en faire une étude approfondie.

La quatrième partie contient la pharmacie ou la chimie pharmaceutique.

Cette partie est divisée en deux sections, et les sections en chapitres.

Le premier chapitre contient la définition de la pharmacie.

Le second, des instrumens dont on se sert le plus communément en pharmacie, et de la préparation et de l'emploi des luts.

Le troisième, de l'élection des médicamens, ou la récolte du pharmacien.

Le quatrième, de la dessiccation.

Le cinquième, des opérations purement mécaniques qui ont pour objet de diviser les corps.

Le sixième, des formules et des poids, ainsi que des abréviations usitées en médecine.

Le septième, des préparations les plus simples.

Le huitième, des médicamens magistraux, jusques et y compris le chapitre XXXVI.

Le trente-septième, des médicamens of-

'ficinaux , comme espèces , vins , teintures , élexirs , baumes spiritueux , eaux distillées , vinaigres , miels , syrops , gelécs , conserves , poudres composées , trochisqnes , pilules , électuaires solides ou tablettes , opiats , confections électuaires molles , huiles par expression , infusions et décoctions , baumes , pommades , cerats et onguens , emplâtres , etc.

Je passe ensuite à la seconde section ; que j'ai divisée en trois règnes. Cette division m'a paru essentielle , les trois règnes de la nature divisent naturellement toutes les opérations véritablement chimiques. La division des acides m'a paru convenable pour faciliter l'intelligence de toutes les expériences. Ainsi, après la connoissance des loix générales de la chimie et des substances simples , je passe aux acides, chacun dans leur règne respectif, combinés avec les substances sallines, métalliques, végétales et animales, etc.

Les détails dans lesquels je pourrois entrer deviendroient minutieux; et comme mon intention n'est pas de faire valoir l'ouvrage plus qu'il ne vaut, c'est l'avantage que l'on en tirera, qui fera juger si le plan en est bien ou mal tracé.

COURS

INTRODUCTION A LA PHYSIQUE.

Le mot de physique, considéré tout seul, et selon son étymologie, ne signifie autre chose que naturel; mais on s'en sert ici pour signifier la science des choses naturelles; c'est-à-dire, cette science qui nous enseigne les raisons et les causes de tous les effets que la nature produit.

L'histoire de la physique expérimentale, écrite d'une manière convenable pour la rendre fort utile, seroit un ouvrage immense, et peut-être au-dessus de l'entreprise de tout homme, quel qu'il soit.

Jusqu'ici la physique s'est exercée principalement sur les propriétés les plus sensibles des corps : l'électricité, ainsi que la chimie, et la doctrine de la lumière et des couleurs, paroît propre à nous faire connoître leur structure intérieure, d'où dépendent toutes les propriétés sensibles. En suivant donc cette nouvelle lumière, on peut parvenir à étendre les bornes de la physique au-delà de tout ce dont nous pouvons maintenant nous former une idée. On peut découvrir à notre vue de nouveaux mondes ; et la gloire du célèbre Newton même, et de ses contemporains, peut être éclipsée par un nouvel ordre de philosophes dans un champ de spéculations tout-à-fait nouveau.

Le magnétisme nous découvre une force attractive et répulsive, avec une direction constante vers les pôles ; mais l'électricité contenant, pour ainsi dire, toute en elle seule, nous présente nombre d'effets de ces diverses sciences combinées avec différens agens ; et frappant nos sens d'une manière surprenante et inattendue, nous amuse, et sert par-là l'ignorant comme le philosophe, et le riche comme le pauvre. L'électricité nous charme par ses traits de lumière vifs et pénétrans qu'elle reproduit sans cesse sous une infinité de formes ; elle nous surprend par sa force attractive et répulsive, qui agit sur tous les corps ; nous étonne, par la commotion qui l'accompagne ; nous épouvante, par l'explosion violente de ses batteries : mais lorsque nous la considérons comme la cause du tonnerre, des éclairs, de l'aurore boréale, et de tant d'autres météores, dont, avec son secours, on est parvenu à imiter, à expliquer, à détourner même les redoutables effets ; c'est alors que toute notre ame se trouve comme absorbée dans un sentiment profond d'admiration qui ne la quitte plus, et qu'elle ne sauroit définir.

Théophraste, philosophe célèbre, qui vivoit trois cents ans avant l'ère chrétienne, est le premier qui ait fait mention de la vertu électrique. Il dit que l'ambre, (dont le nom grec *electron* a fait naître celui d'électricité) de même que le *lynkurium*, a la propriété d'attirer les corps légers. C'est à ce simple apperçu que se réduisoit, près de quinze cents ans encore après ce philosophe, tout ce qu'on savoit sur ce phénomène ; car nous ne trouvons dans l'histoire aucun physicien qui, pendant ce long intervalle de temps, se soit signalé par quelque découverte dans cette partie, ou qui paroisse même y avoir fait les plus foibles recherches. Elle demeura ensévelie dans de profondes ténèbres jusqu'au temps de Guillaume Gilbert , médecin anglois , du commencement du dix-septième siècle , que ses découvertes dans ce champ neuf et inculte ont fait, à juste titre , appeler le père de l'électricité moderne. Il observa que l'ambre et le lynkurium n'étoient pas les seules substances qui acquissent par le frottement la vertu d'attirer les corps légers ; mais qu'elle étoit commune à beaucoup d'autres corps. Il en cite un grand nombre, et entre à ce sujet dans des détails très-circonstanciés, qui doivent être regardés comme vraiment intéressans et extraordinaires, vu l'état où l'électricité étoit alors.

Après Gilbert, elle ne fit que de très-foibles progrès, passant, pour ainsi dire, de la première enfance à la seconde . Cependant plusieurs célèbres philosophes entreprirent d'examiner la nature dans cette nouvelle route : tels furent un Bacon , un Boyle , un Otto-Guerick , un Newton , un Hawksbée sur-tout , auquel nous sommes véritablement redevables d'un grand nombre de découvertes , et d'un progrès sensible dans le développement des merveilleux phénomènes de cette partie de la physique. Il

reconnut le premier la grande vertu électrique du verre, auquel, depuis lui, tous
les électriciens ont unanimement donné la
préférence sur tous les autres corps, propres à être employés aux expériences de
ce genre. Il découvrit encore les émanations variées de la lumière électrique, le
bruissement qui l'accompagne, et une longue suite d'effets relatifs à l'attraction et à
la repulsion du fluide.

Malgré des progrès aussi rapides, il se
trouve après Hawksbée un vuide d'environ vingt ans dans l'histoire de l'électricité.
Les recherches du grand Newton venoient
de répandre alors un nouveau jour sur d'autres objets. L'attention du physicien s'y
porta toute entière. A la suite de cette
longue interruption parut M. Grey, qui fit
revivre l'électricité par l'étendue de ses découvertes, et la ramena en quelque façon
sous les yeux des savans. C'est ici que l'on
peut fixer la véritable époque de sa célé-
brité. Depuis ce grand homme, le nombre
des électriciens s'est considérablement ac-
cru ; et les expériences, qui se sont multipliées successivement jusqu'à nos jours, les
applications qu'on n'a cessé d'en faire, sont

réellement dignes de toute l'admiration des savans, et de quiconque s'intéresse au bien de l'humanité. Ceux qui désireront connoître plus en détail la suite de ces découvertes, pourront consulter l'excellent ouvrage du savant Priestley, qui renferme les principales expériences tentées sur l'électricité.

L'étude de l'électricité accréditée et perfectionnée par les travaux infatigables de tant de savans du premier ordre, devoit naturellement reveiller la curiosité, et fixer l'attention des physiciens; mais il est arrivé à son égard ce qu'on voit arriver communément à la plupart des connoissances humaines ; nous ne pensons à en rechercher les causes que lorsqu'elles frappent nos sens par le concours fortuit de quelques effets surprenans et extraordinaires. Jusqu'en 1746, l'électricité n'avoit occupé que les physiciens ; personne d'ailleurs n'y prenoit un intérêt bien vif, parce qu'on n'y appercevoit rien de merveilleux. On pouvoit imiter en partie son attraction par l'aimant, sa lumière par le phosphore : en un mot, elle n'offroit aucun phénomène qui dût attirer plus particulièrement que toute autre science les regards du public et des observateurs.

Mais cette grande découverte que l'on fit, par un pur hasard, dans l'année mémorable 1745 (1), et la force extraordinaire qui parut rassembler dans cette merveilleuse bouteille, qu'on appelle ordinairement la bouteille de Leyde, donna à l'électricité une face entièrement nouvelle. Tout le monde s'en occupa; elle étonna tous ceux qui en virent les phénomènes : enfin, elle remplit les maisons des physiciens d'un plus grand nombre de spectateurs que jamais aucun phénomène n'y en avoit attiré auparavant.

Depuis cette fameuse époque, le nombre des découvertes et des expériences curieuses qui ont été faites de toutes parts en Europe et dans d'autres parties du monde, est presque incroyable : en un mot, la science, en étendant sa sphère, a fait des progrès si rapides, si inconcevables, qu'on seroit tenté de croire que ce sujet sera bientôt épuisé, et que les électriciens arriveront incessamment à la fin de leurs recherches. Mais il s'en faut bien que nous ayons atteint le but :

---

(1) Cette grande découverte a été faite par M. de Kleist, chanoine de la cathédrale de Comin.

selon toute apparence, nous en sommes encore fort éloignés ; il restera toujours pour nos jeunes physiciens un champ immense à défricher, et la postérité y verra sans doute éclore des découvertes autant ou même plus importantes que celles qui les avoient précédées.

COURS

D'ÉTUDE PHARMACEUTIQUE.

PHYSIQUE.

Des propriétés générales des corps.

Tout ce qui existe dans les corps et qui est propre à affecter quelqu'un des organes de nos sens, de manière à exciter aussitôt dans l'ame l'idée de sa présence, s'appelle qualité ou propriété. Or, ces propriétés sont de différentes espèces : les unes conviennent indistinctement à tous les corps, dans quelqu'état, ou dans quelque circonstance qu'on les considère; et c'est pour cette raison qu'on les regarde comme des propriétés générales.

D'autres conviennent encore à tous les corps, mais seulement dans quelques circonstances particulières : celles-ci ne sont, à proprement parler, que des modes et non de véritables propriétés.

Quelques-unes n'appartiennent et ne se découvrent que dans quelques espèces de corps : il en est même qui ne conviennent qu'à quelques individus, pris dans telle ou telle espèce en particulier. Aussi les regarde-t-on comme des propriétés particulières.

On range communément parmi les propriétés générales des corps, leur étendue, leur figure, leur impénétrabilité, leur porosité, leur divisibilité, leur mobilité, leur élasticité, leur fluidité et leur pesanteur. Chacune de ces propriétés nous fournira la matière d'un article.

Qu'est-ce que l'étendue ? fait-elle l'essence de la matière ? Voilà deux questions qu'il nous faut résoudre. Je ne veux point rappeler ici toutes les absurdités qu'elles ont fait naître dans les écoles. Leibnitz fut le premier qui les fit revivre, et qui les présenta en partie sous une forme, si l'on veut, plus séduisante, mais également peu solide.

Rien n'existe dans la nature, dit ce célèbre métaphysicien, sans une raison suffisante de son existence. Or, la raison suffisante de l'étendue, ne peut être autre chose, suivant lui, que la non-étendue. Dire, en effet, qu'un être est étendu, parce qu'il est composé de parties étendues, c'est faire un cercle vicieux, et laisser à deviner la raison suffisante de l'étendue de chacune de ses parties. Il faut donc, suivant l'opinion de Leibnitz, admettre des êtres inétendus, dépourvus de parties parfaitement simples, indivisibles, non figurées. Ce sont ces êtres qu'il appele des *monades*, et qu'il regarde comme les premiers élémens, ou les premiers délinéamens de l'étendue.

Il regardoit ces monades comme des êtres simples, dépourvus de parties, et conséquemment dépourvus de propriétés qui naissent de la composition. Inétendus, ils ne sont point susceptibles de division; et par la même raison, on ne peut leur supposer de figure, puisque ce dernier caractère suppose lui-même les limites de l'étendue. Ils n'ont point également de grandeur; ils ne remplissent aucun espace : donc ils ne peuvent avoir aucun mouvement intime. Ils sont néanmoins actifs; plusieurs sont représentatifs; tous ne peuvent être vus, ni touchés, ni devenir sensibles à l'imagination par aucune image.

La raison suffisante des monades se trouve dans Dieu. Il n'a pu créer l'étendue sans avoir créé auparavant des êtres simples. Dieu lui-même n'est qu'une pure monade éternelle incréée, à laquelle toutes les autres doivent leur existence. C'est à l'aide de ces données, et de quelques autres que l'on trouvera dans les ouvrages de ce métaphysicien, qu'il prétend rendre raison de l'harmonie de ce vaste univers. L'hypothèse de Leibnitz ne diffère point essentiellement de celles de Zénon, d'Epicure et du père Magnan.

Pour bien considérer l'étendue, il faudroit, s'il étoit possible, remonter jusqu'à sa nature. L'impossibilité qui existe nous force à nous contenter, pour assigner le principe qui la constitue, de connoître ses propriétés. Elles dérivent toutes des différens points de vue sous lesquels on la considère ; et ces derniers ne sont autre chose que les trois dimensions qu'il a plu au géomètre de distinguer dans l'étendue, la longueur, la largeur et la profondeur. Cette étendue appartient naturellement à tous les êtres qui font portion de l'univers matériel, et elle se présente d'abord à nos recherches, dès que nous considérons un corps. Mais fait-elle l'essence de la matière, comme il plût à Descartes de l'imaginer ? Je ne le crois pas. Voici l'opinion du savant Desaguilliers à ce sujet : Toute portion de matière est véritablement étendue : c'est un principe universellement reçu ; le plus petit point, celui qui se dérobe à la foiblesse de nos organes, et qui échappe encore à notre vue, aidée des meilleurs microscopes, jouit, sans contredit, de toutes les dimensions qu'on considère dans l'étendue ; mais ce n'est pas une raison suffisante pour faire consister l'essence de la matière dans l'étendue. Il ne suffit pas en effet pour cela que tout ce qui est matière soit étendu ; il faudroit encore que tout ce qui est étendu fût matériel. Or , on conçoit facilement une étendue non matérielle, et on ne peut refuser cette dénomination à l'espace, considéré en lui-même, et abstraction faite de tout corps dont il peut être rempli. Il faut que l'étendue soit accompagnée de résistance, pour faire naître en nous l'idée de la matière : encore n'oserions - nous assurer que l'étendue et la résistance réunies constituassent l'essence de la matière.

On convient cependant unanimement, peut-on dire en faveur de cette dernière opinion , que l'essence d'un être quelconque consiste dans une propriété radicale qui doit être la source principale de toutes les propriétés qu'on découvre dans cet être. Or , l'étendue , jointe à la résistance, paroissent réunir cet avantage dans la matière. Dès qu'on conçoit la matière comme étendue et résistante , on conçoit dès-lors assez bien, et on en déduit assez facilement toutes les propriétés que nous considérons dans cet être.

Examinons ensuite cette question : La matière est - elle homogène dans tous les corps ? N'existe-t-il dans l'univers qu'une seule et unique espèce de matière, dont les parties, différemment combinées, forment de petites masses du premier ordre, que nous regardons comme les principes ou les élémens de tous les mixtes ?

On conçoit facilement toute la difficulté de cette question, sur laquelle les sentimens ont toujours été et seront peut-être encore long-temps partagés. Si les produits qu'on retire de la dernière analyse des mixtes, étoient des êtres simples, parfaitement homogènes, incapables d'être décomposés, et qu'on pût les regarder comme les véritables élémens de la matière, il est constant que celle-ci ne seroit point homogène et parfaitement similaire; puisque la décomposition des mixtes fournit, comme nous l'observerons dans la suite, quatre principes différens; mais si ces principes sont eux-mêmes, comme il pourroit très-bien se faire, le résultat d'une combinaison ultérieure, il est également constant que la question restera indécise jusqu'à ce que, décomposés en leurs derniers élémens, on ait pu découvrir si ces élémens diffèrent entr'eux ou s'ils sont parfaitement homogènes, et s'ils ne diffèrent dans les composés qu'ils constituent que par leur nombre, leur figure et leur situation respective. En supposant toutefois cette dernière proposition comme démontrée, il est facile de rendre raison de la composition de tous les mixtes. On conçoit effectivement qu'il peut résulter de l'union des premiers élémens, différemment combinés, des molécules de différentes espèces : que ces molécules étant elles-mêmes variées d'une multitude prodigieuse de manières, elles pourront constituer autant de mixtes différens qu'il est possible d'en imaginer. Mais ce n'est qu'une pure conjecture, et la preuve sur laquelle on prétend l'appuyer est encore fort éloignée du degré de certitude qu'on voudroit lui prêter. Sans entrer dans un dédale de raisonnemens, tenons nous à cette définition, que la matière est une substance étendue et résistante, propre à affecter de différentes manières les organes de nos sens, et à produire toutes les sensations dont ils sont susceptibles.

De la Figure.

CETTE étendue que nous appercevons dans la matière, et en particulier dans tous les êtres matériels que nous pouvions soumettre à l'examen, est bornée en toute sorte de sens Le corps le plus étendu que nous pourrions imaginer, n'est point infini : cette propriété se trouve nécessairement exclue de l'idée de la matière. Tout corps, quelqu'étendu qu'on le suppose, est donc nécessairement borné dans son étendue, et conséquemment figuré, puisque c'est la disposition des bornes qui circonscrivent, en toute sorte de sens, l'étendue d'un être matériel, qui dessine sa figure : il n'est donc aucun corps dans la nature qui ne soit figuré. Jusque-là tous les physiciens sont d'accord entr'eux : mais cette figure sous laquelle chaque partie de l'univers matériel s'offre à nos recherches, appartient-elle spécialement à cet être ? est-ce un caractère particulier qui le distingue de tout autre individu de la même espèce ? Cette question n'est point encore absolument résolue. Les physiciens sont partagés à ce sujet, et les deux opinions contraires sont appuyées sur des preuves métaphysiques également séduisantes.

Il paroît assez évident, en raisonnant par analogie, et c'est bien ici où cette espèce de preuve peut avoir lieu ; il paroît, dis-je, assez évident que nous devons observer la même diversité dans les êtres insensibles, dans ceux qui se dérobent à la foiblesse de notre vue, et que nous ne pouvons découvrir qu'à l'aide des meilleurs microscopes. Non moins féconde, non moins riche dans la production de ces derniers, la nature paroît avoir pris plaisir à diversifier également leurs figures. S'ils s'en trouve quelques-uns dans cette classe qui nous trompent au premier aspect, un examen plus scrupuleux nous fait aisément découvrir notre erreur.

Prenons pour exemple les crystallisations d'un même sel ; elles paroissent, à la vérité, affecter une forme constante. Le chimiste et le naturaliste qui ne les considèrent qu'en masse, et qui ne s'attachent qu'à la figure qu'elles présentent au premier coup-d'œil, les regardent comme similaires ; mais les

différences

différences individuelles qui caractérisent chaque partie de la même cristallisation, n'échappent point aux yeux d'un observateur attentif, sur-tout s'il les examine avec une bonne loupe, ou sous la lentille d'un excellent microscope.

Nous ne disconvenons pas qu'en nous en rapportant à notre manière ordinaire de voir, tous les cristaux d'un même sel paroissent semblables. Ceux du sel marin, par exemple, sont autant de petits cubes dont les angles sont coupés : ceux du sel de nitre prennent la forme de petites aiguilles, ou plutôt sont autant d'hexagones déliés, dont les côtés sont des parallélogrammes. Ceux du sucre sont autant de petits globules, etc. ; voilà ce qu'on apperçoit d'abord lorsqu'on ne s'occupe que de leur forme en général, et qu'on ne saisit que les caractères les plus sensibles. Mais apportons ici un œil plus attentif, et nous trouverons encore la même richesse , la même abondance dans la variété des formes et des figures.

Si l'on place sous la lentille d'un microscope à trois verres une lame de verre sur laquelle on aura fait cristalliser du sel marin ; en examinant avec attention tous les cristaux que le champ du microscope embrassera , l'on observera , dans la figure de ces petits êtres , des caractères différens , des variétés sensibles qui les distingueront suffisamment les uns des autres , pour nous

convaincre que les cristallisations d'un même sel ne sont point, à proprement parler,
similaires ; d'où on peut conclure, par analogie, qu'on doit observer la même diversité dans les figures des êtres insensibles,
et telle que nous l'avons déja fait remarquer dans la figure des êtres sensibles. L'expérience, abstraction faite de toute raison
métaphysique, nous apprend donc que la
figure des êtres matériels est tellement va-
iée qu'il n'existe pas deux individus, pris
dans la même espèce, qui soient parfaitement semblables.

Du Goût.

C'est à la forme assez constante et à
cette variété qu'on observe dans la figure
de chaque sel en particulier, qu'on doit
rapporter le méchanisme des sensations que
les substances sapides excitent sur l'organe
du goût ; méchanisme tout-à fait digne de
l'attention du physicien, et dont nous allons donner une légère idée.

Son Organe.

Cet organe se trouve répandu dans toute
la capacité de la bouche ; il s'étend même
jusque dans l'œsophage et dans l'estomac,
qui concourent de leur côté à nous faire
distinguer les qualités des substances sa-

pides ; mais c'est sur-tout sur la langue, et dans toute l'étendue du palais ,
que cet organe se fait spécialement remarquer. Il suffit même au physicien de le
considérer dans la première de ces deux
parties , pour qu'il puisse rendre aisément
raison du méchanisme et de la variété de
nos sensations.

La langue est une partie charnue , placée
dans l'intérieur de la bouche , où elle est
destinée à plusieurs fonctions , dont nous
aurons occasion de parler par la suite. Nous
considérerons seulement ici, que les fibres
qui la composent sont accompagnés des
ramifications de la neuvième paire de nerfs ,
et que ces nerfs sont les seules parties du
corps propres à nous faire éprouver les
sensations qui nous viennent des objets extérieurs.

Ces ramifications , dépouillées de leur
première enveloppe , se terminent à la surface de cette masse charnue , où elles s'é-
panouissent, et où elles forment de petits
mamelons plus gros , plus poreux et plus
ouverts que ceux qu'on remarque dans toute
l'habitude de la peau , où ils sont destinés
à la sensation du toucher. Ces mamelons ,
abreuvés dans la bouche d'une lymphe co-
pieuse , sont recouverts de la peau , et en-
chassés dans des gaines très inégales et très-
poreuses.

On conçoit aisément , d'après cette conformation, que les matières salines sont arrêtées, delayées et fondues par la lymphe qu'elles y rencontrent, et portées ensuite par cette lymphe, qui leur sert de véhicule, jusque sur les mamelons, autrement dits les papilles nerveuses.

Les divers mouvemens, dont la langue est susceptible, contribuent encore à cette fonction. Ils excitent la secretion de la lymphe ; ils ouvrent les pores qui conduisent aux papilles nerveuses, et ils déterminent les parties salines à s'y insinuer. Parvenues en cet endroit, elles font sur ces papilles qu'elles rencontrent, des impressions relatives à leurs figures et au tranchant de leurs pointes ; d'où naissent des sensations plus ou moins agréables, plus ou moins désagréables, et quelquefois même insupportables.

On conçoit, en effet, que certaines parties salines étant entières, isolées et non mitigées par quelque combinaison, elles irritent plus ou moins violemment les papilles nerveuses qui se trouvent exposées à leur action : qu'elles ne produisent, au contraire, qu'une irritation légère, souvent même une espèce particulière de chatouillement, lorsque leurs pointes sont émoussées ou enveloppées par des parties huileuses, sulfureuses, etc.; ce dont on peut se convaincre aisément par l'expérience que nous allons faire.

Effet de l'acide nitreux , combiné avec l'esprit de vin.

MELEZ ensemble deux parties d'esprit de vin , et une partie d'acide nitreux. Malgré l'extrême causticité de cet acide , qu'on ne peut mettre impunément sur les doigts , sans que la peau en soit attaquée avec douleur ; la langue plus délicate encore , supportera aisément les impressions de ce mélange , et n'éprouvera alors qu'une irritation légère , qui laissera dans la bouche un goût aromatique.

Cet effet dépend de l'altération que l'acide éprouve dans le mélange. Ses pointes se trouvent alors embarrassées , et comme émoussées par les parties de l'esprit de vin. Elles ne peuvent donc développer toute l'intensité de leur action contre les parties nerveuses. On donne, en chimie, à ces sortes de préparations faites pour adoucir l'activité d'un acide, le nom d'édulcoration. Ainsi, le mélange dont on fait usage dans cette expérience, s'appelle esprit de nitre dulcifié, comme nous le verrons lorsque nous traiterons de cette partie.

De l'Impénétrabilité.

COMME il n'est pas possible de soumettre tous les corps à l'expérience, et de constater séparément cette propriété dans chacun d'eux, c'est ici qu'il convient d'avoir recours à l'analogie ; mais pour donner en même temps à ce genre de preuve toute la force qu'elle peut avoir en cette occasion, nous choisirons pour sujet de nos expériences, celui de tous les corps qui paroît le moins impénétrable. Son impénétrabilité une fois reconnue, nous en conclurons, à plus forte raison, celle de tous les autres corps. Nous prendrons donc pour exemple l'air ; c'est de tous les fluides que nous connoissons, celui qui paroît le moins impénétrable, si on en juge par la facilité avec laquelle il cède à sa division, et par le peu de résistance qu'il oppose aux corps qui se répandent et qui flottent habituellement dans son sein. Or, l'observation et l'expérience confirment, de la manière la moins équivoque, l'impénétrabilité de ce fluide.

Pour peu que nous réfléchissions, en effet, sur les phénomènes qui se présentent habituellement à nos recherches, nous trouverons une multitude de preuves qui constatent cette vérité. Nous observerons, par exemple, qu'on ne peut introduire une liqueur dans une bouteille, lorsque l'entonnoir dont on se sert remplit exactement son goulot. Elle ne peut effectivement s'y introduire qu'à proportion que l'air s'en échappe, et lui abandonne la place qu'il occupoit; aussi

l'usage, indépendamment de toute connoissance physique, apprend à celui qui est
dans l'habitude de tirer du vin en bouteille,
qu'il viendra plutôt à bout de son opération, s'il soulève l'entonnoir, pour laisser
plus de place à l'air qui s'échappe, tandis
que la bouteille se remplit. On trouve encore une preuve de cette même vérité,
lorsqu'après avoir retiré le piston d'une se-
ringue jusqu'au haut, on bouche l'orifice
de cet instrument, et qu'on fait effort ensuite pour faire descendre ce piston. En
supposant qu'il soit très-exact, et qu'il remplisse parfaitement la capacité de la serin-
gue, on éprouve une résistance insurmontable, lorsqu'il est parvenu à une certaine
profondeur; et cette résistance, due à l'impénétrabilité de l'air, est à raison de la
compression qu'on fait subir à cet air, et
dans laquelle on le retient par la position
du piston.

Les ouvrages des physiciens sont remplis
d'expériences de ce genre, et qui prouvent
toutes également l'impénétrabilité de l'air.

Si l'on attache une bougie allumée sur
une tranche de liège, et de façon que le tout
soit spécifiquement moins pesant que l'eau,
que l'on pose ce liège sur la surface d'une
masse d'eau, renfermée dans un vase suffisamment ample et profond ; qu'on le
couvre d'un récipient un peu long et fermé
par le haut : si l'on fait descendre ensuite ce ré-

cipient jusqu'au fond du premier vaisseau l'on verra la bougie, constamment allumée, parvenir jusqu'au fond de l'eau.

Comme spécifiquement moins pesant, le liège et la bougie nagent sur la masse d'eau sur laquelle ils sont placés. Par conséquent, dès qu'on les voit descendre à proportion qu'on plonge le récipient, c'est une preuve incontestable que la colonne d'eau qui les soutient et qui répond à l'orifice de ce vaisseau, se précipite elle-même, et reflue dans les colonnes collatérales.

Cette colonne fait néanmoins effort pour s'élever sous ce vaisseau, et pour s'y porter à une hauteur égale à celle des colonnes circonvoisines, comme nous le démontrerons dans l'hydrostatique. Elle ne se précipite donc, et elle ne s'abaisse ici que parce qu'elle éprouve une résistance insurmontable à la force avec laquelle elle tend à s'élever. Or, cette résistance ne peut venir que de la part de la colonne d'air qui demeure renfermée sous le vaisseau, laquelle étant impénétrable, s'oppose à ce que l'eau s'empare de la place qu'elle occupe.

Il faut cependant observer ici que, quoique l'air soit impénétrable, il est néanmoins compressible, comme nous le démontrerons particulièrement ailleurs. Il cède donc, jusqu'à un certain point, à l'effort que la colonne d'eau exerce contre lui. Il lui abandonne une portion plus ou moins grande de l'espace qu'il occupe, et l'eau s'élève toujours d'une quantité plus ou moins notable sous le récipient. Elle s'y élève d'autant plus haut, que son immersion est plus profonde ; parce que l'effort de la colonne d'eau qui répond à son ouverture, étant proportionnée, comme nous le démontrerons dans l'hydrostatique, à la hauteur des colonnes collatérales qui agissent contre elle, cette dernière doit faire d'autant plus d'effort, que le vaisseau est plus profondément plongé.

On conçoit delà, que si on portoit ce vaisseau à une très-grande profondeur sous l'eau, l'action de la colonne correspondante à son orifice, devenant proportionnellement plus grande, l'air céderoit davantage à cette action, et se réduiroit à un volume beaucoup plus petit. On verroit donc l'eau s'élever sensiblement sous le récipient ; ce qu'on ne peut observer dans l'expérience dont il est ici question, par rapport au peu de profondeur de l'immersion.

Cloche du plongeur.

Expérience. Ce fut pour cette raison qu'on abandonna vers la fin du dernier siècle la cloche du plongeur, dont l'invention, véritablement ingénieuse, mérite d'être connue.

Lorsqu'après un naufrage, ou dans quelques autres circonstances, on vouloit retirer du fond de la mer les débris d'un vaisseau, ou les substances précieuses qu'elle recèle, on conduisoit à l'endroit où l'on se proposoit de fouiller deux barques fortement liées ensemble, et suffisamment écartées l'une de l'autre, pour livrer passage à une grosse cloche de métal, suspendue dans une espèce de charpente, appuyée sur ces deux barques. La cloche étoit encore lestée avec des boulets de canon, afin qu'elle pût vaincre, par son poids, la résistance de l'eau. Un homme se plaçoit sous cette cloche, à l'aide d'une petite planche ou d'un bâton qui y étoit suspendu en travers. On descendoit cet appareil en mer : l'homme en descendant dévidoit un peloton de ficelle, attachée par un bout à une clochette mobile au haut de la charpente, et destinée à avertir du moment où la grosse cloche seroit suffisamment descendue. Au bruit de cette clochette, on arrêtoit la chûte de la cloche, et on fixoit l'appareil. L'homme quittoit son poste, et alloit sur le sable faire les perquisitions dont il étoit chargé ; il revenoit de temps à autre respirer de nouvel air sous la cloche, et il y rapportoit dans un vaisseau, qui y étoit suspendu, le fruit de ses perquisitions.

On reconnut bientôt tous les inconvéniens de cette machine, et quantité de célèbres

physiciens firent d'inutiles efforts pour le
soustraire à ces inconvéniens.

On conçoit aisément que cet appareil n'é-
toit pas destiné à faire des recherches dans
des endroits qui seroient peu profonds. L'ha-
bileté de nos plongeurs, qui descendent jusqu'à plus de soixante brasses en mer, et qui
y restent suffisamment de temps pour les
opérations qu'ils ont à faire, nous exempte,
sans doute, d'une dépense qui deviendroit
fort inutile. Cette pratique ne peut donc être
utile que dans les circonstances où les plongeurs n'oseroient s'exposer à des profondeurs
trop considérables. Or, dans ce dernier cas,
voici le danger qu'on court.

A proportion qu'on descend la cloche en
mer, les colonnes d'eau qui l'embrassent deviennent plus longues : elles pressent donc
proportionnellement davantage celle qui répond à l'ouverture de cette cloche. Cette dernière fait en conséquence plus d'efforts pour
s'élever sous la capacité de ce vaisseau, et
elle s'y élève effectivement davantage ; mais
à mesure qu'elle s'y élève, elle comprime la
masse d'air qui s'y trouve renfermée, et elle
la réduit à un plus petit volume. Or, cet air
peut devenir comprimé au point d'être dangereux à celui qui le respire ; il peut causer
plus d'un dommage à l'économie animale.

Lorsque cette cloche, par exemple, est
descendue à trois cents pieds sous l'eau, l'air
qui y est compris, est alors neuf fois plus

dense que dans son état naturel : il presse donc neuf fois davantage la poitrine de celui qui se trouve renfermé dans cette atmosphère ; et pour peu que la cloche descende promptement, la pression de l'air dense se faisant sentir brusquement, l'air intérieur, celui qui est dans la poitrine du plongeur, n'a pas le temps de se mettre en équilibre avec l'air du dehors ; sa respiration devient plus grave, et souvent il survient au plongeur un hémorragie, qui lui fait jetter le sang par la bouche, par les yeux, par les oreilles, etc.

De la Porosité.

LES pénétrations apparentes (1) prouvent manifestement que la solidité des corps ne répond point à leur volume ; qu'il se trouve entre leurs parties de petits espaces vuides

---

(1) On entend par pénétration apparente certains corps qui donnent accès à d'autres corps qui les imbibent. Une éponge, par exemple, que l'on plonge dans l'eau en absorbe une certaine quantité ; peut-on dire pour cela qu'elle en soit bien pénétrée ? est-ce effectivement de l'espace, que les parties solides de cette éponge occupent, dont l'eau se met en possession ? ne sont-ce pas précisément des espaces vuides de la matière propre de ce corps, que cette liqueur s'empare ? Il ne se fait donc ici qu'une pénétration apparente.

de la matière propre de ces corps. Ce sont ces espaces qu'on connoît en physique sous le nom de *pores;* et comme on ne remarque aucun corps qui ne soit poreux, on range encore la porosité parmi les propriétés générales de la matière. Mais avant de traiter cette question, et de constater l'universalité des pores, nous croyons devoir mettre en avant quelques définitions nécessaires pour l'intelligence de plusieurs termes, dont nous ferons un fréquent usage par la suite.

Volume des corps.

On entend par le volume d'un corps, la mesure par l'espace qu'il occupe, ou par l'étendue de ses surfaces; étendue qui comprend, non-seulement celle des parties solides qui le constituent, mais encore celle des espaces vuides qui se trouvent entre ces parties.

Par densité; on entend que la densité ou la solidité d'un corps est toujours égale à la somme des parties qu'il renferme sous un volume donné. Un corps est donc d'autant plus dense, qu'il comprend un plus grand nombre de parties sous le même volume. C'est ainsi que l'or est plus dense que l'argent, parce que le premier de ces deux métaux contient plus de parties que le second, sous le même volume.

La densité d'un corps comparée à celle

d'un autre corps , se nomme *densité respective.* On connoît cette dernière par le poids de ce corps , pris sous le même volume. On conçoit effectivement que le poids d'un corps n'est autre chose que la somme de ses parties pesantes , c'est-à-dire , la somme additionnelle du poids de chacune de ses parties. Sa densité sera donc d'autant plus grande , qu'il pesera davantage sous le même volume.

Ce qu'on entend par rareté.

Lorsque les pores sont très-nombreux et très-étendus dans un corps , on l'appele *rare.* On donne ce nom à tous les corps qui pèsent très-peu , sous un grand volume. La rareté dans un corps est susceptible de différens degrés d'augmentation et de diminution : elle augmente lorsque , par quelque cause que ce soit , les parties de ce corps s'écartent davantage les unes des autres. Elle diminue par la raison contraire , lorsque ces parties se rapprochent , et que le volume du corps devient plus petit.

De l'universalité des Pores.

Il n'est aucun corps dans la nature qui soit parfaitement solide. Tous , sans exception , sont composés de parties solides , plus ou moins intimement unies, et qui laissent toutes entre elles de petits espaces vuides plus ou moins multipliés, plus ou moins serrés. Les parties intégrantes elles-mêmes, ne sont susceptibles d'être décomposées, que parce qu'elles ne sont point absolument solides, et qu'il se trouve des vuides entre les élémens qui les constituent.

Il n'est pas possible de porter ses vues sur tous les corps en particulier, de les soumettre tous à l'expérience, pour juger de leur porosité. Nous nous contenterons donc d'examiner différens corps, pris indistinctement dans les trois règnes de la nature, et de constater leur porosité, pour en déduire celle de tous les corps.

Parmi la multitude de subtances que nous pourrions choisir dans le règne animal, nous nous bornerons aux trois suivantes.

Porosité des subtances animales.

Iere. Exp. Prenez un morceau de la peau d'un animal, pour fermer un récipient, que vous adapterez à la machine pneumatique ; mettez dessus du mercure, et faites le vuide ; vous verrez le mercure passer au travers des pores de la peau, et tomber en forme de pluie très-fine.

Cette expérience prouve que toute peau d'animal est remplie d'un nombre prodigieux de petites ouvertures, ou de petits pores.

C'est par ces ouvertures que s'échappe la matière de la transpiration insensible. Cette évacuation est une décharge particulière et continuelle de la sérosité surabondante du sang, dont on peut constater l'existence par différens moyens. On peut consulter à ce sujet Winslow et Schmidius.

Sanctorius a estimé qu'un homme de moyenne stature, a environ quarante-trois millions de pores, et qu'il perd par ses ouvertures à-peu-près douze cent livres par an.

Un œuf mis dans de l'eau sous le récipient, montre la diversité de ses pores par les bulles d'air qui s'échappent à sa surface. Quelle preuve plus convaincante peut-on apporter de la porosité de cette substance, qui livre si manifestement passage à la matière qui s'échappe du dedans au-dehors ? C'est par ces pores que la partie laiteuse de l'œuf se dissipe ; et c'est par ces mêmes ouvertures que l'air extérieur pénètre dans la capacité de l'œuf, pour remplacer la matière qui s'en exhale ; permutation qui se fait au détriment de l'œuf, et qui concourt à hâter sa putréfaction.

Porosité des substances végétales.

Les expériences que nous avons faites, constatent suffisamment la porosité des substances animales. Nous allons également en trouver plusieurs qui établissent celle des substances végétales.

Une pomme, une coquille de noix, vont nous

nous constater la porosité des substances végétales.

Il faut boucher avec de la cire molle le tour de la noix, dans l'endroit où les deux coquilles se joignent et sont unies entre elles; et en attachant ensuite cette noix, avec la même cire molle, au fond d'un vaisseeu cylindrique de cristal, qu'on remplit d'eau; le tout étant établi sous le récipieat de la machine pneumatique, si on fait agir la pompe, on voit une multitude prodigieuse de petites bules d'air qui s'élancent du dedans au-dehors, et qui recouvrent toute la surface des coquilles. Si on reporte après cela de nouvel air sous le récipient, et qu'on laisse les choses dans cet état, pendant quelques momens, les filets d'eau qui répondent aux pores des coquilles, cédant à la pression de l'air extérieur, se portent du côté où ils éprouvent le moins de résistance; ils pénètrent dans l'intérieur de la noix, et ils remplacent l'air qu'on vient d'évacuer; ce dont on peut s'assurer, en ouvrant la noix au-dessus d'un vaisseau qui puisse recevoir l'eau qu'elle contient.

L'encre de sympathie est encore une expérience dont on peut également faire usage, pour constater la porosité des végétaux.

De la porosité des substances minérales.

Quelque compactes que paroissent les

substances minérales , elles ne sont point dé-
pourvues de pores ; et la physique , ainsi que
la chimie, nous fournissent plusieurs moyens
de les connoître et de nous assurer de leur
existence.

Tous les métaux, en général, sont disso-
lubles dans les menstrues qui leur sont propres; et c'est à la faveur de leurs pores, qu'ils
livrent plus ou moins facilement accès à ces
menstrues, autrement dit, à ces dissolvans.

Que l'on plonge un morceau de fer, ou un
morceau de cuivre, dans un verre dans lequel on aura mis de l'acide nitreux, il s'ex-
citera d'abord un mouvement intestin dans
la masse du dissolvant. On remarquera vers
la surface du liquide une ébullition sensible.
Il s'élevera une quantité assez abondante de
vapeurs rouges et épaisses , qui exhaleront
une odeur fort active. Le dissolvant, si c'est
du fer , prendra une couleur de rouille , et
avec le cuivre une couleur verte, l'une et
l'autre assez foncées; et la masse métallique
qu'on aura employée à cette opération, en
sera sensiblement corrodée et attaquée. Ces
substances sont donc poreuses , puisqu'elles
livrent accès aux menstrues qu'on emploie
dans cette expérience.

Nous passerons sous silence , pour ce moment , les phénomènes du mécanisme d'une
dissolution des métaux ; cela nous écarteroit
trop de notre sujet. La chimie nous démon-
trera mieux tous ces effets.

Si nous étendons nos recherches sur d'autres substances minérales d'une espèce différente de celle dont nous avons fait mention jusqu'à présent, nous trouverons que les pierres les plus compactes, par exemple, sont remplies de pores. Les rubis, les diamans, et toutes les pierres transparentes, en général, ne livrent passage à la matière de la lumière, qu'à la faveur de la multitude prodigieuse de pores dont elles sont remplies. Celles qui sont opaques, n'en sont pas moins poreuses pour cela. On sait avec quelle adresse on a su profiter de la porosité du marbre, pour y dessiner des fleurs, dont les couleurs, pénétrant profondément dans l'épaisseur de la pierre, résistent au poli qu'on lui donne ensuite.

S'il paroît inutile, pour étendre davantage les preuves que nous nous sommes proposés de donner de la porosité des substances minérales, de citer ici les substances artificiellement vitrifiées, telles que les glaces, les cristaux, les verres de toute espèce (puisque toutes ces substances sont-incomparablement moins compactes que le diamant, dont on reconnoît la porosité), nous croyons néanmoins ne devoir pas passer sous silence un phénomène singulier qui fut observé au commencement de ce siècle. On trouva dans une fouille qu'on fit pour creuser un puits, un anneau de verre hermétiquement scellé dans tout son contour, et exactement rempli d'eau. Or, pour peu qu'on soit instruit du

procédé qu'on observe pour sceller hermité-
quement un vaisseau de verre quelconque ,
on conçoit aisément que cet anneau n'a pu
être rempli , après avoir été hermétiquement
fermé , et qu'il faut qu'il se soit rempli insensiblement et à la longue , à la faveur de ses
pores

Après avoir passé en revue diverses
substances tirées des trois règnes de la nature , et avoir suffisamment constaté leur porosité , il paroîtroit naturel d'en conclure que
tous les corps sont poreux : mais , pour ne
rien laisser à désirer sur cette question , nous
croyons devoir nous arrêter un instant à considérer et à confirmer la porosité des liquides.
Comme ils sont d'un autre genre, et qu'il a plu
à quelques physiciens de révoquer en doute
leur porosité, eu égard à la surface lisse et po-
lie qu'ils affectent , une expérience ou deux
suffiront pour démontrer qu'ils sont véritablement poreux.

Prenez une petite phiole de verre , dont
le col soit long et étroit ; qu'on la remplisse jusqu'aux deux tiers de sa capacité ,
d'huile de vitriol : versez dessus , et achc-
vez de la remplir avec de l'eau ordinaire :
bouchez exactement la phiole , et agitez la
fortement , afin que les deux liquides , puissent se mêler , il en résultera une éfferves-
cence : mais l'orsque ce dernier phénomène
sera passé vous observerez que le mélange
occupera un moindre espace que celui qu'oc-

cupoient conjointement les deux liquides avant leur mélange. Vous observerez le même phénomène, si vous mêlez ensemble deux tiers d'eau et un tiers d'esprit de-vin : le mélange perdra un vingtième de son volume. De l'eau mêlée avec de l'esprit de nitre, avec de l'esprit de sel marin, ou avec une dissolution de sel de tartre, produit encore le même effet. La porosité est donc une des propriétés générales de la matière.

De la Divisibilité.

Tous les corps sont poreux : c'est une vérité suffisamment établie. On peut donc introduire dans leurs pores différentes substances étrangères, propres à écarter leurs parties, et à les séparer les unes des autres ; ils sont donc tous divisibles. La divisibilité reconnoît-elle des bornes, ou va-t-elle à l'infini ? Examinons cette question.

L'effet de la division se borne à diminuer de plus en plus l'étendue du sujet sur lequel elle s'opère, et non à la détruire, puisque la plus petite portioncule de matière est encore étendue. Il n'est donc aucun être matériel, aucune portioncule de matière, quel qu'atténuée qu'on la suppose, qui ne conserve encore une certaine étendue ; cette étendue, bornée et limitée en tout sens, est nécessairement figurée. Or, toute figure quelconque emporte nécessairement avec elle

l'idée de plusieurs côtés parfaitement distincts les uns des autres, et qu'on peut conséquemment concevoir comme séparables. Il
n'est donc aucune portioncule de matière,
quelque divisée qu'on puisse l'imaginer, qui
ne soit encore divisible. Il n'en est aucune
dans laquelle on ne conçoive encore deux
moitiés très-distinctes l'une et l'autre. On
conçoit pareillement que ces deux moitiés
peuvent elles-mêmes se diviser en deux parties égales qui ne seront chacune que le quart
de la première molécule : chaque quart en
d'autres parties égales, qui n'en seront plus
chacune que le huitième, et ainsi de suite
jusqu'à l'infini. Pour s'en convaincre *voyez
planche I, fig.* 1.

Soit entre les deux lignes parallèles A et
B, la ligne C et la corde F attachée au point
A. Qu'un homme D se promène sur la ligne
B, que je suppose infinie, tenant cette corde,
il divisera la ligne E en une infinité de par-
ties.

Les ouvriers qui savent mettre à profit la
ductilité des métaux, tels que les batteurs
et les tireurs d'or, ont continuellement sous
les yeux la preuve la plus frappante de la
division extrême qu'on peut faire subir à
ce métal. Les teinturiers, qui profitent pareillement de la ductilité du corps colorant,
en l'étendant de plus en plus dans son dissolvant, offrent également au physicien un
moyen très - propre à démontrer la vérité

que nous voulons établir. Que l'on examine encore le résultat de ce que la chimie nous donne, on verra que la matière est divisible à un point incommensurable qui effraye et qui fuit toujours devant notre imagination. La dissolution de cuivre par l'acide nitreux, étendu dans beaucoup d'eau dans laquelle il y a un peu d'alkali fixe, offre ce phénomène.

De la Mobilité.

Ce que l'on connoît sous le nom de mobilité consiste dans cette propriété qu'ont tous les corps de pouvoir passer d'un lieu dans un autre, en vertu d'un force motrice qu'on leur imprime

Si tous les corps sont mobiles, ils ne le sont pas tous également. Une même force, appliquée à différens corps, ne les fait pas tous mouvoir de la même manière. Quatre causes concourent conjointement ou séparément à cet effet : leurs masses, leurs figures, les aspérités de leurs surfaces et leurs volumes.

Voici un exemple qui démontre que la masse influe sur la mobilité d'un corps. Que l'on suppose deux mobiles, qui ne diffèrent entr'eux que par leurs masses, et qui soient tels que la masse de l'un soit double de celle de l'autre. La même force étant appliquée à l'un et à l'autre, celui dont la masse sera double, se mouvera une fois plus lentement que l'autre ; donc la masse influe sur la mobilité d'un corps.

La figure du mobile doit encore entrer en considération, dans l'estimation de sa mobilité. Il est constant, en effet, que si deux corps sont égaux en tout, excepté en figure, l'un sera plus mobile que l'autre. On s'en convaincra aisément, et d'une manière fort sensible, si on applique la même force à deux corps de cette espèce : à une sphère, par exemple, et à un autre corps d'une figure différente, et dont les faces soient plus ou moins multipliées. La sphère qui ne touchera le plan sur lequel elle se mouvera, que par un très-petit point de sa surface, éprouvera moins de résistance, et se mouvera plus facilement.

Il en est de même de la surface du mobile; elle apporte plus ou moins d'obstacle à son mouvement, suivant qu'elle est plus unie ou plus remplie d'aspérités, qui lui font éprouver des frottemens plus considérables.

Le volume du mobile ne doit point être négligé, lorsqu'il s'agit de juger de sa mobilité. Plus, en effet, il aura de volume, toutes choses égales d'ailleurs, plus il éprouvera de résistance de la part du milieu qu'il traversera, comme nous le démontrerons ailleurs.

Quatre choses influent donc, dans les cir-

constance ordinaires , sur la mobilité d'un
corps , et diminuent plus ou moins l'intensité de cette propriété. De ces quatre choses , la figure , la surface et le volume se
réduiroient à zéro , si les corps étoient supposés se mouvoir dans un vuide parfait ; il
ne resteroit donc alors que la masse du
mobile , qui apporteroit plus ou moins d'obstacle à sa mobilité. Or , plusieurs célèbres
physiciens donnent à cet obstacle , qui naît
de la masse du mobile , le nom de force
d'inertie. Ils entendent donc par cette force ,
la résistance que la masse d'un mobile oppose à son mouvement.

Cette résistance , suivant eux , est une
force réelle , inhérente à cette masse , à laquelle elle est , disent-ils , proportionnelle.
Si elle se décèle dans un corps en repos ,
qu'on veut faire passer de cet état à celui
du mouvement , elle se décèle pareillement
dans un corps en mouvement , auquel on
veut imprimer une plus grande vîtesse.

Il ne faut donc point confondre cette
force , en supposant qu'elle existe , avec
l'inertie que tout l · monde reconnoît dans
la matière. Celle-ci est une simple qualité
de la matière , ou plutôt une simple privation , qui fait que la matière n'a aucune activité ; qu'elle ne peut se donner par elle-
même aucune modification , ni apporter
aucun changement à celle qu'elle a reçue ;
au lieu que la force d'inertie , prise dans le

sens de ses partisans, est une force réelle et intrinseque.

Réduisant donc les choses à leur juste valeur, on peut se servir du terme d'inertie, ou si on veut, de celui de force d'inertie, pour désigner seulement la quantité de force qu'il faut employer pour déterminer au mouvement un corps qui est en repos, ou pour faire mouvoir plus vîte un corps qui seroit déja en mouvement.

De la Pésanteur.

Si une puissance qui détermine un mouvement, et qui met un corps en mouvement, continue à développer contre lui son action, son mouvement deviendra accéléré, puisqu'il recevra à chaque instant de nouveaux degrés de force, qui répondront à ceux qu'il aura déja reçus. Si cette puissance demeure constamment la même, et qu'elle agisse à chaque instant de la même manière, le mouvement du mobile sera uniformément accéléré

De même, si un mobile se meut en vertu d'une force donnée, et qu'à chaque instant qu'il se meut une autre force contraire tende à le faire mouvoir dans une direction contraire; si cette force agit constamment et de la même manière contre lui, le mouvement de ce mobile sera uniformément retardé.

De l'universalité de l'action de la pésanteur.

Tous les corps sont-ils soumis à l'action de la pésanteur ?

Nous allons répondre par des expériences à cette question ; nous prendrons pour cet effet les vapeurs et la fumée.

Un vaisseau rempli d'eau , et mis en équilibre dans le bassin d'une balance, avec un contrepoids suffisant, paroît plus léger quelques heures après avoir été mis en expérience. Le fléau de la balance trébuche et s'abaisse du côté du contrepoids. Or, ce contrepoids n'ayant point acquis de nouveaux degrés de masse, il est constant que les vapeurs qui se sont élevées de la masse d'eau , pendant le temps qu'elle est restée en expérience , ont emporté avec elles une portion de son poids. Elles sont donc pésantes , puisque , réunies à la masse dont elles se sont séparées , elles augmentoient son poids. Elles sont donc véritablement pésantes , quoiqu'elles s'élèvent dans l'atmosphère , et qu'elles paroissent fuir le centre des graves.

Pour connoître la pésanteur de la fumée, on place sur la platine de la machine pneumatique, une grosse chandelle allumée : couvrez - la d'un récipient long et étroit; faites jouer la pompe, à peine aurez - vous donné quelques coups de piston, que la lumière s'éteindra, et la fumée se précipitera sur la platine, au lieu de s'élever au haut du récipient. Elle est donc véritablement pésante. Or, comme il n'y a aucun corps pris dans la classe de ceux qu'on regardoit anciennement comme légers, qui ne nous fît observer de semblables phénomènes, nous devons donc en conclure que tous les corps sont pésans, c'est-à-dire, qu'ils sont tous soumis à l'action de la pésanteur; car c'est dans ce sens qu'on doit entendre ici le terme pésant.

De quelle manière la pésanteur agit-elle sur tous les corps? Avec quelle vîtesse sont-ils tous portés vers le centre des graves? Cette question va faire l'objet du paragraphe suivant.

Qui ne seroit porté à croire qu'il y a des corps plus pésans les uns que les autres, si on s'en rapportoit à ce qu'on observe habituellement dans la chûte de ces corps? Qui pourroit s'imaginer, par exemple, qu'une boule de liège est aussi pésante, aussi maîtrisée par l'action de la pésanteur qu'une balle de plomb, lorsqu'on voit cette dernière se porter avec une vîtesse incomparablement plus grande vers le centre de notre globe?

La force de gravitation s'exerce sur tous les corps indistinctement et d'une manière uniforme et constante. On a été long-temps à déterminer et à connoître cette force ; mais aujourd'hui on est assez heureux pour l'avoir soumise à l'expérience. Tous les corps sont également pésans, et tendent avec la même énergie au centre du monde.

Deux balles de plomb, d'égale grosseur et du même poids, qu'on laisse tomber ensemble du même point, arrivent au même instant au même point. On a cru long-temps que leur chûte étoit variée en raison de leur masse, mais l'expérience prouve le contraire ; car deux balles dont l'une a cent parties et l'autre une de ces parties, arrivent encore ensemble : il n'y a de différence dans leur chûte que quand elles sont d'une pésanteur spécifique différente, mais la gravité ne change pas ; c'est la résistance du milieu qui se fait sentir plus sur l'une que sur l'autre.

Que dans un long tube de verre, dans lequel on a fait le vuide, on mette un grain de plomb et un petit morceau de papier ; que l'on tourne le tube sans dessus dessous, on verra bien sensiblement le papier et le plomb tomber ensemble ; lorsqu'on fait rentrer l'air, le papier est bien plus lent dans sa chûte. Tous les corps sont donc également pésans, l'air, la fumée, nous semblent légers, mais ils ne les sont que relativement au milieu qu'ils occupent.

Quoique l'action de la pésanteur soit variable, quoiqu'elle soit plus ou moins énergique dans certains endroits que dans d'autres, elle est néanmoins constante, en ce qu'elle agit de la même manière, et en ce qu'elle produit des effets semblables sur tous les corps qu'elle maîtrise.

Tout corps abandonné à lui-même peut se mouvoir perpendiculairement ou obliquement à l'horison; dans l'un et dans l'autre cas, il est également soumis à l'action de la pésanteur, avec cette différence seulement que l'intensité de cette force se décèle d'une manière plus énergique dans le premier que dans le second de ces deux cas; et c'est ce que nous allons observer.

On convient unanimement que la pésanteur est une force constante qui agit continuellement sur les corps soumis à son action. En faisant donc abstraction de tout obstacle propre à rallentir l'effet de cette force, on peut la considérer, dans un temps fini et déterminé, comme un nombre de petits degrés de force, égaux entr'eux et accumulés les uns sur les autres.

Tout corps soumis à l'action de la pésanteur doit accélérer son mouvement, puisqu'à chaque instant, infiniment petit, il reçoit une nouvelle impression qui se joint à celle ou celles qu'il a déja reçues, et qu'on suppose tout obstacle éloigné.

Les degrés de vîtesse qu'un mobile acquiert en tombant, sont directement comme les instans, infiniment petits, qui s'écoulent pendant le temps de sa chûte. On peut donc représenter ces degrés de vîtesse par la suite directe des nombres naturels 1, 2, 3, 4, etc., jusqu'à l'infini. Delà, si à la fin d'un instant infiniment petit, le mobile a acquis un degré de vîtesse, il en aura acquis deux, à la fin du second instant semblable au premier, trois à la fin du troisième instant, et ainsi de suite : d'où il résulte, que si un mobile continuoit à se mouvoir avec la seule vîtesse acquise, pendant un instant fini et déterminé ; il parcourroit, l'instant suivant et semblable au premier, un espace double de celui qu'il auroit parcouru pendant toute la durée du premier instant. C'est une vérité dont on ne peut trop s'assurer, si on veut se former une idée juste des espaces qu'un corps parcourt, à raison de la pésanteur qui le maîtrise et qui le fait tomber.

(*Planche I, fig.* 2.) Soit un triangle rectangle B A D, dont la hauteur B A soit divisée en parties que nous supposerons infiniment petites et égales, B 1, 2, 3, 4, 5, etc. De tous les points de divisions soient menées les ordonnées 1 *a*, 2 *b*, 3 *c*, 4 *d*, 5 *e*, etc. ; chaque portion prise dans la hauteur B A, exprimera les instans infiniment petits , du temps fini et déterminé par cette hauteur B A du triangle.

Chaque ordonnée représentera la vitesse acquise dans chaque instant infiniment petit ; car de même qu'une vîtesse croît uniformément , de même chaque ordonnée croît uniformément selon la même progression o , 1 , 2 , 3 , 4 , 5 , etc. Les triangles, en effet, B 1 a , B 2 b , étant semblables , on a 1 a est à 2 b comme B 1 est à B 2. La somme des ordonnées, ou l'aire du triangle rectangle B A D , représentera donc parfaitement la somme des vîtesses acquises pendant un temps fini et déterminé , désigné par B A.

On démontre par-là qu'une vîtesse acquise , pendant un instant fini et déterminé , et qui demeure uniformément la même pendant un second instant semblable au premier , est le double d'une vitesse acquise pendant le premier instant.

La loi de la chûte des corps est qu'ils tombent de quinze pieds dans la première seconde, de quarante-cinq dans la deuxième, et de soixante - quinze dans la troisième. Dans le premier temps un corps en chûte libre parcourt un , dans le second trois , dans le troisième cinq , etc. ; que l'on prenne une seconde , le corps descendra de quinze pieds dans la première , de quarante cinq dans la deuxième.

Si

Si l'on veut savoir combien un corps a descendu dans un temps donné, il faut multiplier le carré du temps par le nombre quinze, parcouru dans la première seconde.

Exemple pour le deuxième temps qui est deux secondes.

Je multiplie deux par deux, cela me fait quatre, qui est le carré de deux : je multiplie ce nombre par quinze, produit du premier temps, j'ai soixante. Soustrayant de ce nombre quinze, reste quarante-cinq pour la deuxième seconde ; pour la troisième, trois fois trois font neuf; quinze fois neuf font cent trente-cinq ; ôtez de ce nombre $15 + 45$ reste 75. On voit que l'on peut avoir ce nombre par le carré des temps, en soustrayant toutes les sommes qui ont précédé ces temps. Si l'on veut savoir ce que descend un corps pendant une seconde donnée, il faut multiplier quinze par ces nombres $\frac{1}{1} \frac{3}{2} \frac{5}{3} \frac{7}{4}$: pour la deuxième seconde, trois fois $15 = 45$.

Une corde attachée par ses deux extrémités, et faisant avec l'horizon un angle d'environ trente degrés ; que sur cette corde il y ait un curseur tenant sur deux poulies, qu'on le laisse descendre, il parcourra un espace quelconque dans une seconde, un espace triple dans la seconde ; ensuite il suivra la progression de ces nombres 1, 3, 5, 7, 9, etc. La machine d'Atoude déter-

mine exactement la loi de la gravitation , et
ce qui arriveroit à un corps mis en mouvement et dans ce temps perdant cette
force , on voit que dans un temps double
il parcourt un espace double , ce qui
nous fait voir qu'un mobile une fois en
mouvement iroit éternellement s'il ne ren-
controit pas des obstacles qui l'anéantissent.

Que dans un tube de verre on mette
de l'eau : que l'on fasse ensuite le vuide ,
et qu'il soit fermé exactement ; que l'on
remue ce tube , on entendra l'eau tomber au
fond et frapper un coup comme un corps
dur ; cet effet n'arrive pas lorsqu'il n'est
pas privé d'air.

On voit encore que quatre ou cinq liqueurs différentes se tiennent les unes sur les
autres en raison de leur pésanteur.

Des principes du mouvement.

Nous ne connoissons pas encore de définition exacte du mouvement ; nous ne pouvons , comme le dit M. Roulland , le faire
mieux connoître et en donner une idée un
peu satisfaisante , qu'en le regardant comme
le transport d'un mobile qui passe d'un lieu
dans un autre.

On distingue assez généralement le mouvement en trois espèces : en mouvement
uniforme , non uniforme et mixte. Il est
uniforme , dit - on , lorsqu'il fait parcourir

au mobile des espaces égaux en temps égaux ; non uniforme, lorsque les espaces qu'il parcourt dans le même temps ne sont point égaux ; mixte, enfin, lorsque le mobile obéit à deux forces, dont l'une lui fait parcourir des espaces égaux, et l'autre des espaces inégaux dans le même temps.

On peut considérer le mouvement de deux manières, comme simple et composé.

Le mouvement est simple, lorsqu'il est produit par l'action d'une seule puissance ou par plusieurs qui tendent toutes à porter le mobile au même point, ou enfin, par la supériorité d'une puissance sur une autre qui lui seroit diamétralement opposée.

On considère trois choses dans cette espèce de mouvement : la vîtesse qui anime le mobile, la force avec laquelle il se meut et les loix auxquelles il est soumis.

De la Vîtesse.

La vîtesse d'un mobile n'est que le rapport de l'espace qu'il parcourt, au temps qu'il emploie à le parcourir.

On distingue communément deux espèces de vitesses : l'une absolue, et l'autre relative. La première se mesure en divisant l'espace par le temps que le mobile a employé à le parcourir.

Veut-on, par exemple, connoître la vî-

tesse d'un mobile qui parcourt quinze espaces données en trois instans, divisez quinze
par trois, et le quotient cinq exprimera la
vîtesse du mobile ; c'est-à-dire, la quantité
d'espace qu'il aura parcouru dans chaque
instant.

La vîtesse relative est celle par laquelle
deux ou plusieurs corps s'approchent ou
s'éloignent les uns des autres. N'en supposons que deux, pour simplifier l'idée qu'il
convient de s'en former. Dans cette supposition, il peut se faire que les deux corps se
meuvent sur la même ligne ou sur différentes
lignes. Dans le premier cas, la vîtesse relative est égale à la somme, ou à la différence de leurs vîtesses absolues.

Supposons, par exemple, les corps A et
B (*planche I, fig.* 5) placés aux extrémités
de la ligne A B ; l'un se mouvant de A vers
C, et l'autre de B en C, avec des vîtesses
désignées par ces mêmes lignes A C, B C ;
il est évident qu'ils s'approcheront l'un de
l'autre avec la totalité de vîtesse qui les
anime, et conséquemment que leur vîtesse relative sera égale à la somme de leurs
vîtesses absolues.

Supposons les maintenant placés l'un auprès de l'autre, vers le milieu de la ligne
C D (*planche I, fig.* 4), l'un se mouvant
de A en D, et l'autre de B en C, avec des
vîtesses représentées par les lignes A D et
B C ; il est pareillement constant qu'ils

s'éloignent l'un de l'autre avec la somme de leurs vitesses absolues A D et B C, et conséquemment que leur vitesse relative sera encore égale à la somme de leurs vitesses absolues.

Supposons enfin, que placés sur la même ligne C A (*planche I, fig.* 5), ils se meuvent dans le même sens ; le corps A, de A en B, avec une vitesse représentée par A B, et le corps B, de B en C, avec une vitesse désignée par B C ; dans ce cas, ces deux corps ne s'approchent l'un de l'autre qu'à raison de l'excès de la vitesse absolue du corps A sur celle du corps B. Leur vitesse respective sera donc alors égale à la différence de leurs vitesses absolues. On auroit encore la même expression ; la vitesse relative seroit encore égale à la différence des vitesses absolues, si la ligne A C, étant prolongée vers C, le corps B étoit supposé se mouvoir plus vite que le corps A. Ils ne s'éloigneroient l'un de l'autre qu'à raison de l'excès de la vitesse absolue du corps B, comparée à celle du corps A.

Si ces corps se mouvoient sur des lignes différentes, l'estimation de leur vitesse respective seroit susceptible de quantité de variétés, dans l'exposition desquelles il paroît inutile de descendre. Il suffit seulement d'en donner un seul exemple, afin qu'on puisse s'en former une idée exacte.

E 3

Supposons donc que le corps A (*planche 1, fig.* 6) et le corps B soient placés aux extrémités de la ligne A B, et qu'ils viennent à se réunir au point C, après avoir parcouru les lignes A C et B C; leur vîtesse respective s'exprimera par la ligne A B. Cette ligne, en effet, marque la distance qui les séparoit, et la quantité dont ils se sont rapprochés, pour se rencontrer au point C. Or, cette ligne A B est plus petite que la somme des lignes A C et B C, qui désignent les vîtesses absolues de ces deux corps : d'où il suit que, dans ce cas, leur vîtesse respective est moindre que la somme de leurs vîtesses absolues.

De la quantité du mouvement.

Si la force d'un corps en mouvement augmente à proprotion que sa vîtesse augmente, il ne s'ensuit pas pour cela qu'on puisse, en général, déterminer sa force, ou sa quantité de mouvement, en ne considérant seulement que la vîtesse avec laquelle il se meut. Il faut encore avoir égard à la masse qu'il porte avec lui.

La vîtesse d'un mobile venant à augmenter, sa masse restant la même, la force de ce mobile augmente dans la même proportion : donc si plusieurs corps de même masse se meuvent avec des vîtesses différentes, leurs forces seront entr'elles, comme

les vîtesses avec lesquelles ils se mouve-
ront.

Si plusieurs mobiles jouissent de la même
vîtesse, leurs forces seront entr'elles comme
leurs masses; c'est-à-dire, qu'ils auront
d'autant plus de force, qu'ils auront plus
de masse, puisqu'ils seront alors composés d'un plus grand nombre de parties,
animées chacune de la même force.

Une force étant donnée, elle produira
d'autant moins de vîtesse dans un mobile,
qu'elle aura plus de parties à mouvoir;
puisque, se distribuant uniformément aux
uns et aux autres, elle deviendra d'autant
moindre pour chacune; ce qui influera proportionnellement sur la vîtesse commune
du mobile.

Les forces seront égales dans deux mobiles, dont les vîtesses seront en raison réciproque des masses; c'est-à-dire, dont la
vîtesse, dans la plus petite masse, excé-
dera la vîtesse de la plus grande, autant
que cette dernière masse surpassera la plus
petite.

Des loix du mouvement simple.

Les loix du mouvement simple sont autant d'axiomes, dont la vérité se fait sentir
par leur seule exposition. Elles sont au
nombre de trois.

1°. Tout corps en mouvement doit persévérer dans cet état, suivant la même direction, et avec la même vîtesse, jusqu'à ce qu'une cause étrangère change ou attire la direction qu'il a reçue, et diminue ou détruise sa vitesse.

Cette loi n'est qu'une suite de la constitution naturelle des corps.

2°. Le changement qui arrive au mouvement d'un corps, est toujours proportionné à la cause qui le produit.

C'est une suite nécessaire de l'axiome général : tout effet est proportionné à sa cause.

3°. La réaction est toujours égale à l'action, toute action est opposée à une réaction égale.

Toute évidente que paroisse cette dernière loi, elle exige néanmoins quelque développement ; et pour en faire sentir toute la force, il ne s'agit que de démontrer que tout ce qui presse, ou qui tire un corps, en est également tiré ou pressé.

Je presse, par exemple, un corps avec mon doigt ; j'éprouve en le pressant, la même résistance que j'éprouverois, si le corps lui-même pressoit mon doigt avec une force égale à celle que j'exerce contre lui.

Qu'un homme soit placé dans un bateau, où il fait effort pour amener vers lui un autre bateau semblable au premier, et qu'il tire avec une corde. Quoique tout l'effort du batelier se dirige contre le second bateau, celui-ci ne sera pas le seul qui cédera. On verra les deux bateaux s'avancer l'un vers l'autre, et se réunir au milieu de la distance qui les séparoit ; l'un, en vertu de l'effort que le batelier fait pour l'amener, et l'autre, par la réaction qu'il éprouve de la part de celui qu'on tire.

Lorsque ces deux bateaux se seront rapprochés, si le même homme fait effort, avec un bâton, ou avec toute autre espèce de corps, pour éloigner celui qu'il aura tiré, les deux bateaux s'éloigneront ; l'un, parce qu'il sera poussé, et l'autre, par la réaction du précédent, laquelle se dirigera contre lui : d'où il suit évidemment que la réaction est égale à l'action.

Du mouvement composé.

On entend communément par mouvement composé, celui qui est produit par l'action simultanée de plusieurs puissances qui agissent sous différens angles, et qui tendent toutes à porter le mobile vers différens points Le mouvement n'est donc rien moins que composé en lui-même, mais bien dans ses puissances.

La loi générale du mouvement composé, est que tout corps sollicite à se mouvoir par l'action simultanée de plusieurs puissances opposées à angles, prend une direction moyenne entre celles que chacune de ces puissances tend à lui communiquer, et il se meut avec une vîtesse proportionnée aux forces qui agissent efficacement sur lui.

L'expérience suivante va nous le démontrer. Supposons ici que deux puissances qui agissent conjointement et à angles droits, contre un mobile. Dans cette supposition, ces puissances peuvent être égales, ou inégales.

Dans le premier cas, le mobile décrira la diagonale d'un quarré, dont les deux côtés adjacens représenteront la direction et l'intensité de chacune de ces puissances, et il la décrira précisément dans le même tems qu'il auroit employé à parcourir l'un ou l'autre de ces côtés, si l'une ou l'autre de ces puissances agissoit solitairement contre lui.

Supposons le corps A *(Pl. I, fig. 7)*, sollicité à se mouvoir en même tems selon les directions A B, A C; ce mobile parcourra alors la diagonale A D, du quarré A B D C, et il la parcourra dans le même temps qu'il eût parcouru le côté A B, ou le côté A C, du même quarré, si l'une des deux puissances qui l'animent eût agi solitairement contre lui.

Voici encore une autre expérience qui va démontrer la loi générale du mouvement composé.

Etablissez une boule d'ivoire dans l'un des angles d'une espèce de billard, élevez d'abord les deux marteaux qui sont de même poids, à la même hauteur. Ils acquerront nécessairement la même vîtesse dans leur chûte, et conséquemment, la bille étant bien disposée pour recevoir en même tems leur impression, elle sera déterminée avec la même force, à se mouvoir selon la largeur et selon la longueur du billard. Or, vous observerez qu'elle décrira alors la diagonale d'un quarré, tracé sur les deux directions des marteaux, abstraction faite toutefois du frottement de la bille sur le tapi.

Nous trouvons tous les jours des phénomènes que le physicien seul peut saisir, et qui confirment de plus en plus la certitude de la loi que nous venons d'établir par expérience.

Un enfant, par exemple, presse entre ses doigts un noyau de cerise; il s'en échappe avec vîtesse, et va, par un mouvement composé, frapper le but vers lequel il est dirigé. Ce noyau, placé entre le pouce et l'index, et préssé par l'un et par l'autre, reçoit en même tems deux impressions qui le porteroient, l'une, à droite, et l'autre à gauche, s'il n'obéissoit qu'à l'une ou à l'autre séparément : mais cédant en même tems aux deux, il prend une direction moyenne entre l'une et l'autre, et va positivement, si elles sont égales, dans la direction de la main qui le lance.

Le batelier, qui veut traverser la rivière, se garde bien de diriger son bateau vers le point où il veut aborder. S'il en agissoit ainsi, il arriveroit beaucoup plus bas, et seroit obligé de revenir sur ses pas, à force de rames.

Le poisson, qui se meut dans l'eau, la frappe du côté opposé à celui où il tend à se porter. L'eau ne cédant pas assez promptement, forme un point d'appui qui lui permet de se tourner à droite ou à gauche. Mais s'il veut aller devant lui, il frappe, avec la plus grande célérité, de droit et de gauche, et participant alors aux deux efforts qu'il fait, il s'avance sur une ligne moyenne aux deux directions qu'il vient de se donner.

On remarque la même chose dans le vol des oiseaux et dans la marche de certains reptiles, tels que les serpens, les couleuvres, etc. Ils savent profiter habituellement des impressions qu'ils se donnent de droite et de gauche.

Si un corps soumis à l'action simultanée de deux puissances, parcourt nécessairement la diagonale d'un quadrilaterre, dont deux côtés adjacens représentent les directions et l'intensité de ces puissances, cette diagonale représente donc parfaitement l'action de ces puissances contre le mobile, et on peut connoître facilement le chemin qu'il doit parcourir, lorsqu'il se trouve soumis tout à-la-fois à l'action de plusieurs puissances.

Supposons le corps A (*planche I, fig. 8*)

sollicité à se mouvoir par l'action congé-
nère des quatre puissances C, D, E, F;
dans ce cas, il décrira la diagonale A L. Pour
le démontrer, il ne s'agit que de considérer d'abord l'espace que ce corps devroit
parcourir, et la vîtesse qu'il devroit avoir,
s'il n'étoit soumis qu'à l'action de deux de
ces puissances. Cela fait, on considérera
l'action réunie de ces deux puissances, et
on la représentera par la diagonale qu'on découvrira. Cette diagonale représentant exactement l'effet de ces deux puissances contre le mobile, on considérera ce que la troisième puissance doit produire avec les deux
premiers ; d'où naîtra une seconde diagonale qui exprimera l'effet des trois premières puissances ; et cette diagonale servira à
faire découvrir le changement que doit produire, dans la direction du mobile, l'action
réunie de la quatrième puissance.

Ne considérons donc d'abord le mobile
A, que comme soumis à l'action des deux
puissances F E; l'une qui le dirige en B,
et l'autre en M. Il est constant que ce mobile parcourroit alors la diagonale A G.
Cette diagonale représente donc parfaitement
l'action des deux puissances F et E, et conséquemment elle peut se substituer à leur
place. Considérons maintenant l'action simultanée des trois puissances F, E, D;
les deux premières dirigent le mobile en G,
et la troisième en H. C'est donc précisé-

ment la même chose que s'il n'étoit soumis qu'à l'action de deux puissances. Il doit donc parcourir la diagonale A I, et cette diagonale représente parfaitement l'action des trois puissances F, E, D. Ajoutons maintenant l'effort de la puissance C, qui tend à le porter vers K. Les trois premières puissances étant représentées par A I, le mobile peut être considéré comme soumis à l'action de deux puissances seulement, dont l'une le porteroit en I, et l'autre en K. Il décrira donc en vertu des quatre puissances qui l'animent en même temps, la diagonale A L du parallélogramme-A I L K, comme s'il n'étoit soumis qu'à l'action de deux puissances. On peut donc facilement déterminer le chemin qu'un mobile doit suivre, lorsqu'il est maîtrisé tout à-la-fois par l'action de plusieurs puissances.

De même que l'action réunie de deux puissances, peut se représenter par une seule ligne droite, qui seroit la diagonale d'un quadrilatère, formé sur les directions de ces puissances; de même l'action d'une seule puissance, exprimée par une ligne droite, peut se décomposer en deux autres actions, représentées par les deux côtés adjacens d'un quadrilatère, dont la ligne donnée seroit la diagonale : et cette décomposition nous fournit un moyen très-simple et très-facile en même temps, pour démontrer qu'un mobile mu en vertu de deux puissances opposées à l'angle , n'acquiert précisément que la force nécessaire pour décrire la diagonale.

Supposons en effet le mobile A *(Pl. 1, fig. 9),* déterminé à se mouvoir par l'action simultanée de deux puissances P et Q , l'une qui le dirige et qui tend à le porter en B, et l'autre en C ; ces deux forces réunies contre ce mobile , le dirigent nécessairement selon la diagonale A D , et ne lui impriment qu'une force suffisante pour parcourir cette diagonale. On peut consulter l'ouvrage même de M. Sigaud de Lafond, si l'on désire avoir une explication plus étendue de la décomposition des forces. *Voyez Elémens de physique , tom. I , pag.* 234.

Du choc des corps.

Lorsqu'un corps en mouvement rencontre sur son passage un autre corps quelconque, de quelqu'espèce qu'il soit, il le choque ; et si cet obstacle est susceptible d'être déplacé, il le transporte avec lui , en vertu de la force qu'il lui communique, prise aux dépens de la sienne ; mais si cet obstacle est invincible, la résistance qu'il fait éprouver au mobile, détruit toute la force de ce dernier, et on observe alors nombre de phénomènes dont nous parlerons.

Il faut en distinguer trois espèces : les

corps durs, les corps moux et les corps élastiques ; quoiqu'à la rigueur on ne puisse en trouver qui ayent essentiellement ces qualités.

Les effets du choc étant les mêmes entre des corps durs et des corps moux, il suffit de soumettre à l'expérience l'une ou l'autre de ces deux espèces, pour déterminer ce qui doit se passer dans l'une et dans l'autre ; mais nous donnons la préférence aux corps moux, parce qu'ils approchent davantage du degré de perfection que nous supposons dans les corps ; non, à la vérité, en ce qui concerne la mollesse, comparée à la dureté de ceux dont nous pourrions faire usage, mais en ce que les corps moux étant dépourvus sensiblement de ressort, ce qui ne se rencontre jamais dans les corps durs, les résultats des expériences s'éloignent moins de la théorie.

La différence qu'on observe dans la communication du mouvement entre des corps durs et des corps moux, vient de la manière selon laquelle le mouvement se transmet entre les uns et les autres.

On remarque, en effet, que le choc s'opère, et que le mouvement se communique en un instant entre des corps durs, et qui exige plusieurs instans consécutifs pour s'opérer entièrement entre des corps moux.

Lorsqu'un corps mou rencontre sur son

passage

passage un corps de même espèce, égal ou inégal en masse, soit que ce dernier se trouve en repos ou en mouvement, pourvu qu'ils se meuvent l'un et l'autre selon la même direction, le corps choquant communique à celui qu'il choque une partie suffisante de sa force, pour que l'un et l'autre, après le choc, se meuve avec la même vîtesse.

Tout corps en mouvement qui rencontre sur son passage un autre corps qui lui fait obstacle, ne peut continuer à se mouvoir, qu'il ne déplace cet obstacle, et conséquemment qu'il ne lui imprime une partie de la force qui l'anime.

Après le choc entre deux corps moux, égaux ou inégaux en masse, dont l'un est en repos, ou qui se meuvent tous les deux selon la même direction, on retrouve la même quantité de mouvement qui subsistoit dans le corps choquant, ou dans le corps choquant et le corps choqué pris ensemble.

Tout déchet qui survient par le choc dans la force du corps choquant, ne s'opère qu'en faveur du corps choqué, dans lequel on retrouve toute la force que le premier a consommé pour le déplacer. La quantité de mouvement doit donc demeurer la même après le choc.

Deux balles de terre glaise, suspendues à un fil d'égale longueur, et ces balles d'égale pesanteur ; que l'on fasse décrire à une d'elles, au moyen du fil qui la soutient, un arc de six degrés, qu'on la livre en ce moment à sa force de gravitation, elle ira atteindre l'autre qui s'est tenue dans la perpendiculaire, et elle emportera cette dernière à une hauteur d'environ trois degrés. Si la bille choquante étoit double de poids de celle choquée, elle emporteroit l'autre environ à six degrés. Si elles étoient élevées à des hauteurs égales et lachées au même moment, elles viendroient se choquer à la perpendiculaire où elles détruiroient mutuellement leur mouvement.

Pour avoir une connoissance du rapport de ces mouvemens, il faut multiplier la vîtesse par la masse ou par la hauteur.

Une bille de terre de deux onces élevée de six degrés ; six fois deux font douze, elle se mouvera donc avec une force de douze degrés. Qu'elle rencontre au plus bas point de suspension une bille qui lui soit égale ; si cette bille se mouvoit dans l'air libre, elle iroit à une hauteur à-peu-près de six degrés ; mais si elle rencontre dans sa course une bille semblable, à laquelle il faut, pour continuer sa course, qu'elle communique du mouvement, elle partage sa force en deux également, et ces deux billes ensembles ne parcourent qu'un arc d'environ trois degrés. Il y auroit mille cas particuliers à expliquer ; mais cela nous meneroit au-delà de nos bornes. Le choc des corps élastiques est d'une autre nature, la réaction est égale à l'action.

Lorsque deux corps moux se meuvent en sens contraire, ils demeurent en repos après le choc, ou ils se meuvent dans la direction du plus fort, avec l'excès de force de ce dernier, distribué selon le rapport des masses.

La quantité de mouvement qui subsiste après le choc, entre deux corps moux, qui se meuvent en sens contraire, est toujours égale à la différence des forces avant le choc.

Lorsque les forces sont égales, la différence est nulle, et les corps restent en repos. La quantité de mouvement qui subsiste après le choc, est pareillement nulle et devient égale à zéro. Lorsque les forces sont inégales, on ne trouve, après le choc, que l'excès de la force du plus fort, distribuée selon le rapport des masses. La quantité de mouvement est donc égale à cet excès, ou à la différence des forces avant le choc.

On entend par élasticité, par ressort dans un corps, cette propriété qui fait que ce corps étant comprimé ou distendu, se rétablit dans son premier état, aussitôt que la force compressive ou distensive cesse d'agir contre lui.

On peut donc, en général, exciter la vertu élastique d'un corps de deux manières ; par compression et par distension. La première de ces deux manières a lieu dans le choc des corps ; la seconde se fait spécialement remarquer dans les cordes d'instrumens qu'on tiraille, qu'on allonge, soit en y suspendant des poids, soit en les roulant plus ou moins sur des chevilles destinées à les contenir et à leur faire prendre le degré de tension qu'elles doivent avoir. Elle se fait encore particulièrement remarquer dans l'économie animale. Les fibres des animaux sont continuellement distendus et tiraillés par les fluides qui circulent dans les cavités qu'elles forment. Leur force élastique y est continuellement mise en jeu, et offre au physicien une multitude de phénomènes plus curieux les uns que les autres. On pourroit encore ajouter ici une troisième manière, mais moins générale, d'exciter cette vertu dans un corps. Elle se décélera plus ou moins manifestement, si on vient à écarter ses parties par l'interposition d'un fluide étranger. C'est ainsi, par exemple, que le feu, ou la matière ignée, s'insinuant entre les molécules de l'air, les écarte les unes des autres, bande le ressort de ce fluide, et augmente son élasticité naturelle.

Plusieurs auteurs ont écrit sur la cause du ressort des corps, aucun ne l'a encore expliquée avec cette clarté et cette précision si nécessaire à l'adoption d'un fait. Nous

nous bornerons donc , dans ce moment, à examiner tous les effets que nous pourrions appercevoir , et à les appuyer à proportion qu'ils se présenteront. En effet, nous ne connoissons point assez la conformation intime des corps à ressorts : nous ignorons peut-être aussi quantité de leurs propriétés dépendantes de la vertu élastique.

Pour saisir comme il convient les différens phénomènes que le choc entre des corps élastiques nous présente à examiner, il faut distinguer deux temps dans le choc entre ces sortes de corps ; le temps de la compression et celui de la restitution. En considérant attentivement ce qui se passe dans ces deux temps, nous observerons, 1°. que pendant la compression le corps choquant perd de sa force, et que le corps choqué en acquiert à proportion ; 2e. que le corps choquant perd encore de sa force pendant sa restitution , et que le corps choqué en acquiert par la sienne.

La restitution des parties déplacées , pendant la compression , ramène ses parties dans leur première situation ; les deux corps, le choquant et le choqué , doivent donc s'éloigner l'une de l'autre , pendant le temps de leur restitution. Or , la restitution nuit donc au mouvement du corps choquant et favorise celui du corps choqué.

Comme nous supposons ces corps parfaitement élastiques , la restitution est égale à la compression. La restitution leur imprime donc une force égale à celle que la compression communique.

Veut-on connoître les effets du choc entre plusieurs corps élastiques égaux en masses, que l'on dispose dans la même ligne une file de billes élastiques, toutes contigues les unes aux autres, et de même masse, telles que les billes A, B, C, D, E, F, G (*planche I, fig.* 10). Si on élève la bille A, par un arc d'un certain nombre de degrés, qu'on la porte, par exemple, en *a*, et qu'on l'abandonne ensuite à elle-même, elle viendra choquer la bille B, et toutes les billes, après le choc, demeureront en repos, à l'exception de la dernière G qui se détachera de la file et parviendra en *g*, en mesurant un arc égal à celui qu'on aura fait parcourir à la bille A.

L'effet du choc entre deux masses égales, mues dans le même sens, se fait connoître en élevant l'une des billes par un arc de six graduations, et l'autre par un arc de deux. Si on les abandonne en même temps à elles - mêmes, on remarquera, après le choc, qu'elles feront échange de leurs vîtesses. Ainsi, la bille choquée continuera à se mouvoir, et parcourra, dans la même direction, un arc de six graduations, tandis que la bille choquante ne mesurera plus qu'un arc de deux degrés.

Tout ce que nous avons observé jusqu'à

présent sur le choc des corps, suppose que l'obstacle ou le corps choqué peut céder à l'impression du corps choquant ; mais il arrive souvent que cet obstacle résiste invinciblement à cet effort et qu'il ne peut être déplacé. Dans cette nouvelle supposition, il peut se faire que le corps choquant soit un corps mou, dur ou élastique. Pour saisir plus facilement ce qui doit arriver dans ces trois circonstances, nous considérerons l'obstacle comme parfaitement dur et incapable de compression.

Supposons donc, 1°. qu'un corps mou vienne heurter, selon une direction quelconque, contre un corps parfaitement dur, et incapable de céder à l'action du corps choquant. Dans ce cas, celui-ci perdra tout son mouvement, s'applatira, et demeurera en repos.

Comme nous supposons que l'obstacle résiste invinciblement au corps qui le choque, ce dernier doit consumer toute sa force pour le déplacer, et doit conséquemment demeurer en repos après le choc.

Supposons, 2°. que le corps choquant soit un corps dur : il perdra pareillement toute sa force dans le choc, et il demeurera en repos. L'obstacle, en effet, étant également invincible pour le dernier, il consumera nécessairement toute sa force dans l'effort qu'il fera pour le déplacer. Mais comme on suppose que le corps choquant est parfaitement dur, ses parties ne céderont point à la résistance qu'elles éprouveront dans le choc, et la figure du corps se conservera la même après le choc.

Supposons, 3°. que le corps choquant soit parfaitement élastique. Sa figure s'altérera dans le choc ; il perdra tout son mouvement direct. La restitution de son ressort le reportera en arrière, et il se réfléchira. Mais de quelle manière se réfléchira-t-il ? C'est ce que nous allons examiner.

Du mouvement réfléchi.

Nous avons vu qu'un corps élastique doit se réfléchir en sens contraire, lorsque la force compressive cesse d'agir contre lui. Nous n'avons donc à examiner ici que les loix qu'il doit subir dans sa réflexion.

Afin de nous faire comprendre davantage, nous supposerons encore que les corps sont parfaitement élastiques, et que l'obstacle contre lequel ils luttent est parfaitement invincible, et totalement incapable de céder à l'effort du corps qui le choque.

La loi générale est que tout corps parfaitement élastique, qui rencontre sur son passage un obstacle invincible, se réfléchit et forme, en se réfléchissant, son angle de réflexion égal à son angle d'incidence.

Il peut se faire que le corps choquant se meuve perpendiculairement ou obliquement à l'obstacle qu'il vient frapper. La même loi a lieu dans ces deux circonstances.

L'expérience va faire sentir cette théorie.

Le jeu de paulme, celui du billard, sont fondés l'un et l'autre sur cette même théorie ; et il est constant que celui qui la mettroit parfaitement en pratique, deviendroit un joueur bien redoutable à son adversaire. Il n'est aucune bille, par exemple, dans le jeu du billard, qu'on ne puisse faire par une, ou par plusieurs bricoles.

Supposons qu'on se propose de faire la bille S, (*Pl. I. fig.* 11) par une seule bricole, la bille à jouer étant placée en M. Du point S, où se trouve la bille qu'on doit frapper, soit conduite la perpendiculaire ST : soit prolongée cette perpendiculaire au-delà de la bande du billard, jusqu'en O, de façon que TO soit égale à ST, et du point O soit menée la droite OM, le point G de la bande par lequel la ligne OM passera, sera celui contre lequel il faudra diriger la bille M, pour qu'elle vienne frapper la bile S, et la porter dans la blouse B.

Par la construction, les deux triangles GTS, GTO, sont égaux. L'angle a de réflexion, est donc égal à l'angle γ, et conséquemment à l'angle d'incidence f, puisque ce dernier est égal à γ, comme opposé au sommet ; par conséquent la bille M, frappant la bande en G, elle viendra se réfléchir en S, en frappant en plein la bille qu'elle y rencontrera ; elle la conduira nécessairement dans la blouse B.

Des obstacles à la perpétuité du mouvement.

Toute force imprimée à un mobile, devroit constamment le mouvoir de la même manière, et à perpétuité : c'est une suite nécessaire de son indifférence pour toute modification quelconque. Tant que cette force réside dans un mobile, elle doit constamment produire le même effet. C'est ce qui arriveroit dans un état de précision; mais on observe constamment le contraire dans l'état présent des choses. On voit qu'un corps mis en mouvement par une force donnée, perd plus ou moins sensiblement de sa vîtesse, et parvient, en assez peu de temps, au repos dont on l'a tiré. Il existe donc dans la nature des obstacles à la perpétuité du mouvement : et ce sont ces obstacles qui font l'objet de cet article.

Tout corps qui se meut, se meut dans un milieu qui lui résiste plus ou moins sensiblement. Il ne peut donc continuer à se mouvoir, qu'autant qu'il peut vaincre la résistance qu'il éprouve, et conséquemment qu'autant qu'il peut déplacer les parties de ce milieu qui s'opposent à son passage. Mais pour vaincre cet obstacle, pour déplacer ces parties, il doit leur communiquer une portion de la force qui l'anime. Il perd donc, à chaque instant, une portion de cette force, et sa vîtesse diminue insensiblement à proportion.

Il arrive encore assez souvent qu'un mobile se meut sur d'autres corps , qui lui font éprouver une nouvelle résistance de la part des frottemens qu'il est obligé de vaincre : ce qui diminue encore d'autant la force qu'il a reçue pour se mouvoir , et insensiblement il parvient au repos d'où la puissance motrice venoit de le tirer.

Nous exposerons dans cet article les moyens d'apprécier et d'évaluer ces résistances , et nous le diviserons en deux paragraphes. Le premier traitera de la résistance des milieux, et le second, de celle qui naît des frottemens.

De la résistance des milieux.

Pour évaluer, comme il convient, la résistance qui vient de la part des milieux, il faut avoir égard à ce qui suit : 1°. à la viscocité du milieu ; 2°. à sa densité ; 3°. à la surface du mobile ; 4°. à la vîtesse avec laquelle il se meut.

On entend par viscosité, une adhérence plus ou moins sensible entre les parties d'un fluide , et on ne donne le nom de visqueux qu'à ceux dans lesquels cette adhérence se fait remarquer d'une manière un peu sensible.

La densité du milieu, ou la quantité de parties qu'il contient, sous un volume donné, apporte encore un obstacle plus ou moins grand au mouvement d'un mobile. Cet obstacle croît directement comme cette densité.

La surface du mobile doit encore entrer en considération, lorsqu'il s'agit d'estimer la résistance qu'il doit éprouver dans un milieu donné. Plus, en effet, le mobile aura de surfaces, toutes choses égales d'ailleurs, plus il rencontrera de parties dans le même temps, lesquelles s'opposeront également au transport de ce mobile. Or, la résistance totale étant égale à la somme des résistances partielles, la première augmentera dans la même proportion que le nombre de ces dernières croîtra.

Si la surface du mobile venant à augmenter, la résistance qu'il éprouve de la part du milieu, augmente, parce qu'il rencontre dans le même temps un plus grand nombre de parties. Cette résistance doit encore augmenter, lorsque la vîtesse du mobile augmente. Ce mobile en effet parcourant alors plus d'espace dans le même temps, il rencontre sur son passage un plus grand nombre de parties. Mais il n'en est pas de même de la vîtesse, que de la surface. Si la résistance croît proportionnellement à cette dernière, elle croît sous un plus grand rapport, lorsqu'il s'agit de la vîtesse.

Deux pendules de longueur semblable, ayant des masse égales et des volumes égaux, battront à-peu-près autant d'oscilations l'un que l'autre. Mais si, avec des grosseurs égales, on varie dans les masses, celui qui en aura moins, cessera bien plutôt son mouvement que l'autre. Supposons que l'un ait cent de masse et l'autre un, il faut cent degrés de force pour remuer le premier, et un pour l'autre. Supposons encore qu'à chaque vibration chacun perde un dixième de dégré de force; comme nous les avons supposés égaux en volume, ils présenteront donc une égale surface à l'air; ils perdront donc également au bout de dix vibrations. Le pendule qui avoit cent degrés de force, n'en aura plus que 99; celui qui n'en avoit qu'un, n'en n'aura plus puisqu'il en a perdu dix dixièmes. On sent que cela n'auroit pas lieu, si tous deux se mouvoient dans le vuide. La résistance qu'un corps éprouve en se mouvant dans un fluide est en raison de sa surface, et sa force est en raison des cubes. On voit donc qu'un pendule d'un pouce de diamètre éprouvera beaucoup plus de résistance relativement à sa masse, qu'un autre qui en auroit trois ou quatre.

Deux pendules dont l'un se meut dans l'eau et l'autre dans l'air, ce dernier fait beaucoup de vibrations et l'autre en fait fort peu. Que deux pendules d'inégale pésanteur se meuvent dans l'eau par des arcs égaux, celui qui a le plus de masse se meut le plus long-temps. Deux poids en équilibre, suspendus sur une poulie très - mobile, mais présentant à l'air d'inégales surfaces, celui qui en présente le plus est sensiblement rallenti dans sa course, et c'est d'après ce principe que l'on a conçu le parachute.

Des Frottemens.

POUR se former une idée générale de cette espèce de résistance, il faut considérer qu'il n'est aucun corps dans la nature dont les faces soient parfaitement droites et polies. Celles qui nous paroissent telles au premier aspect, n'en sont pas moins hérissées pour cela de petites aspérités, de petites inégalités qui échappent à la foiblesse de notre vue, mais que nous découvrons aisément, lorsque nous les considérons avec une loupe ou avec une lentille. Quelques petites que soient ces protubérances, elles n'en existent pas moins pour cela, et elles produisent toujours plus ou moins de rallentissément dans la vîtesse du mobile.

Il y a deux espèces de frottemens, le premier est celui que fait éprouver une cheville que l'on tourne dans un trou et qui touche dans tous ces points. C'est celui qui est le

plus destructif de la force dans les machines.
Le second est celui d'un cylindre ou d'une
boule que l'on feroit rouler sur une surface
plane ; le cylindre s'y fait sentir par une
ligne touchante à chaque instant, et la boule
par un point seulement. C'est de tous les
frottemens le moins sensible.

Que sur un plan incliné parfaitement
droit, on présente successivement les différentes faces d'un parallèlipipède ; que l'on
fasse glisser le corps sur le plan au moyen
d'un poids, on verra sensiblement que le
poids doit être toujours égal, quoique les
surfaces frottantes soient doubles et qua-
druples.

L'ingénieuse machine de M. Desaguilliers
évalue avec justesse les frottemens.

De la Réfraction.

Lorsqu'un corps se meut dans différens milieux, il y éprouve des résistances
différentes ; il est plus ou moins attiré par
les uns que par les autres : delà ces variétés
qu'on observe dans les mouvemens du mobile ; delà cette déviation ou ce changement
de direction qu'on connoît en physique sous
le nom de réfraction.

Une balle tirée dans l'eau remonte toujours
vers la ligne horizontale, et elle y remonte
d'autant plus sensiblement que l'angle qu'elle

fait avec cette ligne est plus aigue. Le je du ricochet, que tout le monde connoît, est une suite de cette conséquence ; chaqu espace qu'il parcourt, il décrit une para bole : d'une part, il avance en ligne droit par le mouvement projeté qu'on lui a com muniqué, la réfraction le fait sortir hor de l'eau, et la gravitation l'en rapproche s' bien qu'à mesure que ces deux mouvemens diminuent celui-ci acquiert plus de force, et il le précipite enfin au fond par une ligne droite perpendiculaire. Il y a plusieurs autres expériences relatives à cela, telles que le bâton plongé dans l'eau qui semble cassé ; le chasseur qui croit tirer le poisson où il le voit, etc.

De la projection des corps dans les fluides.

Une balle de plomb qu'on laisse rouler dans une gouttière inclinée à l'horizon d'en-viron vingt degrés, cette balle en sortant de la gouttière décrit dans l'air libre une parabole qui est plus ou moins allongée en proportion de ce que la vîtesse de la balle est plus ou moins accélérée. Si on répète cette expérience dans l'eau, la parabole est beaucoup plus courte : la raison est que la vîtesse acquise se trouve détruite en un moment par la résistance de l'eau, au lieu que la force de gravitation, ne se perdant jamais,

jamais , agit dans ce moment presque seule ,
et , comme on sait , tend à la perpendiculaire.

Un petit chariot portant une détente et
une marteau qui fait partir une bille verticalement. Si l'on communique à ce chariot
un mouvement horizontal uniforme , la
bille décrira une parabolle et retombera
dans le lieu d'où elle est partie. Cela se fait
ainsi , parce que le chariot communique
deux mouvemens à la bille , l'un horizontale et l'autre perpendiculaire , lesquels ,
combinés ensemble , forment la parabole.
M Charles a trouvé le moyen de la faire
sentir , par la chûte des corps , de la manière la plus satisfaisante. Il suppose qu'un
mobile ait une forme de projection suffisante pour lui faire parcourir dans des
temps semblables les espaces égaux A B
C (*planche 1, fig.* 12) , la force de la gravitation qui tend dans la première seconde
à le faire baisser de quinze pieds , modifiée avec la première , la menera en E ;
dans l'autre seconde , l'espace sera triple ,
il viendra en F ; et enfin dans la troisième ,
qui est quintuple , il viendra en G.

Démonstration du pendule ; ses différentes espéces, et ses rapports avec la chûte des autres corps.

O n donne le nom de pendule à tout corps qui est ainsi suspendu à l'extrémité d'un fil ou d'une verge de métal, sur l'autre extrémité de laquelle il peut se mouvoir autour d'un centre. On appelle mouvement oscillatoire ou d'oscillation, le mouvement d'un corps de cette espèce : on donne le nom de vibration au mouvement par lequel un pendule décrit un arc de cercle, ou de tout autre courbe, soit en montant, soit en descendant. La grandeur de l'arc qu'il parcourt se nomme l'amplitude de la vibration.

Le pendule peut être simple ou composé. Le premier seroit celui dont la pesanteur seroit réunie au centre du corps suspendu, et conséquemment dont le fil ou la verge de métal, qui sert à le suspendre, seroit dépourvue de pesanteur. On ne donne le nom de composé qu'à celui sur la verge duquel on suspend plusieurs corps.

En considérant le pendule comme simple, on observe, 1°. que la matière du pendule ne contribue en rien à la longueur du temps qu'il emploie à faire ses vibrations ; 2°. qu'un pendule emploie moins de temps à parcourir l'arc d'un cercle que la

corde de ce même arc ; 3°. que les vibrations des pendules , qui ne diffèrent entre
eux que par leurs longueurs , sont entre
elles , quant à leur durée , comme la racine
carrée de ces longueurs.

L'expérience est d'accord avec cette théorie. Qu'au seuil d'un cercle de douze pieds
de diamètre , il y ait une machine d'Atoude,
disposée de manière qu'elle soutienne deux
poids parfaitement en équilibre entre eux ,
qu'à l'un de ces poids on en ajoute un autre , suffisant pour faire descendre ce dernier d'une hauteur de douze pieds dans six
secondes ; on sent donc que dans ce temps
il parcourra la plus grande ligne que l'on
puisse tirer dans le cercle , c'est-à-dire, son
diamètre ; que de l'extrémité de ce diamètre on tire une corde qui fasse avec lui un
angle de trente degrés , si l'on met sur cette
corde un curseur en équilibre avec un poids
tombant parallèlement au diamètre , que
l'on ajoute à ce curseur la force accélératrice qui a déterminé le poids à descendre
en six secondes , on verra un phénomène
singulier , qui est que le curseur descendra
dans le même temps exactement à la circonférence du cercle. Il en sera ainsi de
toutes les cordes que l'on peut concevoir
dans le cercle , et la raison s'en fait sentir.
Ainsi, lorsqu'un corps tombe par le diamètre perpendiculaire , il a toute sa gravité
et il jouit des prérogatives que cette force

accélératrice lui donne ; à mesure qu'il s'é-
loigne de cette perpendiculaire , le corps se
trouve porté en partie sur le plan incliné
qui s'oppose à sa chûte , et sa vîtesse est
d'autrant plus rallentie que le plan l'est davantage ; enfin, la plus petite n'est pas plutôt parcourue que le diamètre , parce que
cette première approche infiniment de la
ligne horizontale. On sent, d'après ce foible exposé , quelle admirable propriété a le
cercle en ce cas , et quelles ressources infinies en ont tiré les sciences.

Je suppose que la circonférence d'un
cercle forme une gouttière ; que l'on place
une bille très-ronde au bout de son diamètre horisontal , et une autre à un angle
de quinze degrés ; qu'on lâche ces billes
ensemble , elles arriveront à - peu - près au
même moment au plus bas point, quoique
l'une ait cinq fois plus de chemin à faire
que l'autre. On sent ce qui arrive. La première acquiert en partant une vîtesse qui
s'accèlere ; et l'autre , dont le poids est considérablement soutenu par le plan sur laquelle elle repose va plus lentement, et
n'arrive qu'au même moment que son an-
tagoniste.

Un plan incliné soutient en partie un
poids qui peut se mouvoir par un mouvement de rotation ; l'autre partie est soutenue par un contre-poids attaché au bout
d'un fil qui tombe perpendiculairement. Je

suppose que le plan soit incliné à l'horison de 50 degrés, il ne portera que la moitié du corps qui est à sa surface. On le prouve aisément ; car si le corps pèse réellement une livre, il ne faudra au contre-poids qu'une demi-livre pour le tenir en équilibre. On voit que moins le-plan sera incliné, et plus le corps reprendra de sa gravité naturelle. La position la plus avantageuse pour faire mouvoir un corps sur un plan, c'est par une ligne parallèle à ce plan. Enfin, revenons à notre sujet, qui semble s'être éloigné par tous ces épisodes, lesquels cependant tendent tous à le démontrer.

Le pendule ne fait que parcourir une infinité de plans inclinés. On peut considérer la courbe qu'il décrit, comme une poligone d'une infinité de côtés. On juge que le pendule pèse inégalement sur le fil qu'il soutient dans tous les points qu'il parcourt : lorsqu'il est élevé à la ligne horisontale, il ne soutient rien, et au plus bas point de suspension il le porte en entier. C'est donc par le même principe que nous avons vu plus haut que les corps tombent dans le même temps par les différentes cordes du cercle, que les oscillations du pendule, quoique se faisant dans des axes inégaux, s'accomplissent toujours en des temps semblables, pourvu que les pendules soient de même longueur. Celle qui détermine les secondes en notre climat, est de 3 pieds 8 lignes et 17 trentièmes de ligne. Voilà à-peu-près ce que l'on peut dire du pendule simple. Le composé est celui dont on se sert pour l'horlogerie ; il est de ce dernier ordre. Le centre de gravité de celui-ci ne peut être au centre de la lentille, à cause de la pèsantenr de la verge, et il ne peut être par cette raison de la longueur exacte que nous venons de donner, la gravité de cette verge se faisant sentir ; ce qui entraîne une combinaison.

On employoit autrefois une ligne très-ingénieuse trouvée pour le régler, que l'on appelle cicloïde. Cette ligne a des propriétés admirables ; 1°. en ce que laissant tomber de tous les points de cette ligne que deux corps, ils arriveront aussitôt l'un que l'autre au bas. Cette ligne est formée par la circonvolution d'un point de la circonférence d'une roue, que l'on fait tourner sur un plan horizontal.

Le pendule éprouve des variations ; il doit être plus court vers l'équateur, et c'est une des raisons qui prouve la sphéroïdité de la terre et de son mouvement de rotation sur son axe, qui exerce sur le pendule la force centrifuge : ce qui prouve encore que l'attraction domine en raison inverse du carré des distances.

De la force centrifuge, centripète, et du rapport qu'elles ont avec le systéme de la terre et même de l'univers.

On convient unanimement en physique, que tout corps qui se meut circulairement, ou dans toute autre courbe quelconque, acquiert, par sa seule rotation, une force particulière qui le sollicite à s'éloigner du centre de son mouvement, et qui l'en éloigneroit effectivement, s'il n'éprouvoit point d'obstacle qui s'opposât efficacement à l'action de cette force. Cette force est connue et désignée sous le nom de force centrifuge. Elle est directement opposée à la force centripète, ou à l'action de la pésanteur.

Les sublimes découvertes que Newton a faites sur cette matière, la hardiesse avec laquelle il a affirmé de combien gravitoit la lune ainsi que les autres planètes vers notre globe, l'accord parfait qu'il y a de ces idées avec les opérations de la nature, l'attention qu'il a mise à examiner les forces et à les calculer, tout cela, dis-je, nous avertit combien nous devons tâcher de comprendre ces intéressantes vérités.

Newton n'eut pas plutôt établi ses superbes expériences sur la gravitation, que d'un vol, ainsi qu'un pur esprit, il franchit l'espace, et entreprit de nous dire de com-

G 4

bien la lune gravitoit vers notre globe, et pourquoi elle avoit un orbite duquel elle ne franchissoit jamais les limites. Cette opé-ration, qui semble être au-dessus de l'intelli-gence humaine, est pourtant démontrée d'une manière irrécusable, parce qu'il est en effet prouvé que l'attraction est en raison inverse des carrés des distances. Il s'ensuit delà, qu'un corps qui seroit élevé à quatre demi-diamètres de la terre, peseroit seize fois moins sur celle ci, qu'un corps semblable qui seroit à un demi diamètre, c'est-à-dire, à sa circonférence. On sent qu'après ce pre-mier pas, il a été facile au génie profond de Newton de franchir les autres : en effet, il a prouvé que la lune ne gravite vers no-tre terre que d'environ quinze pieds par mi-nute ; cette force modifiée avec celle d'im-pulsion impregnée également par le créateur, opèrent entre elles un mouvement qui est naturel à deux forces qui agissent sur un mo-bile, c'est-à-dire, celui de lui faire parcourir une diagonale relative à ses forces; c'est ce qui arrive et ce qui détermine l'orbite que par-court la lune. Cet extrait ne me permet pas d'en dire davantage; il faudroit d'ailleurs des calculs astronomiques longs et difficiles : ainsi, passons aux expériences.

Une machine disposée de manière à faire tourner des portans des différentes espèces ; le premier soutient un fil de laiton dans le-quel il y a deux billes d'ivoire enfilées, et

lorsqu'on fait tourner le partant, si l'on met
une bille au milieu et l'autre à côté, la première reste constamment au centre de rotation, tandis que l'autre, par la force centrifuge, s'ensuit à la circonférence. Si l'on
enchaîne les billes ensemble, et qu'on leur
donne du mouvement, celle qui est la plus
éloignée du centre entraîne l'autre avec
elle ; si l'on en met de masses inégales,
celle qui a plus de masses doit être plus
près du centre. On sent qu'il se fait une
combinaison. Je suppose que la première
ait quatre de masse et deux de vîtesse égal à
huit ; que l'autre ait quatre de vîtesse et
deux de masse égal à huit : il s'ensuit delà
que la force centrifuge augmente en raison
de la distance du centre du mouvement, et
ces corps qui seroient mus sur les différens points d'un rayon, ce seroient ceux qui
décriroient les plus grands cercles qui ac-
quéreroient le plus de force centrifuge.
Qu'un autre portant soit garni de tubes de
verre inclinés et remplis en partie d'eau,
en tournant on voit l'eau s'élever dans les
tubes et l'air descendre au bas. Si l'on y met
du mercure, du plomb, du liège, etc., les
corps les plus pesans affectent de se tenir
toujours le plus près qu'ils peuvent de la
circonférence pendant le mouvement, et les
plus légers plus près du centre de rotation.
Une expérience imaginée par Descartes a
formé pendant long-temps des sujets de dis-

pute dans les écoles. Un globe de verre presqu'entièrement rempli d'eau, qu'on le fasse tourner rapidement, on voit l'air qui se tenoit à la surface de l'eau s'approcher de l'axe du globe. Un moyen très-ingénieux donne la faculté de faire tourner le globe dans deux sens opposés dans le même temps; malgré que l'on auroit du croire que l'air en tournant se réuniroit au centre; cependant cela n'a pas lieu. M. Descartes, que cette idée favorisoit ainsi que son système des tourbillons et de la matière élevée, n'a pas été plus heureux dans cette découverte.

Une autre expérience extrèmement intéressante est celle qui suit.

Un pendule suspendu par un fil remonte à une hauteur semblable à celle dont il est descendu par un arc opposé. Je suppose que ce fil rencontre en sa course un obstacle, le pendule remontra néanmoins à la même hauteur d'où il étoit parti, et si ce point est beaucoup plus élevé qu'il n'est permis au pendule d'atteindre à cause du raccourcissement de son fil, alors il tournera autour de ce dernier centre qui l'a retenu, et son mouvement dureroit éternellement sans les fluides environnans qui le détruisent.

La connoissance des lignes courbes est encore très-essentielle. On en distingue de deux sortes ; la première est la spirale, elle se fait au moyen d'un fil qui seroit enve-

loppé sur un cylindre et que l'on dévelop-
peroit ; qu'il y ait un crayon au bout de ce
fil, il décrira un spirale dont les lignes auront d'un espace entre elles de la longueur de
la circonférence du cylindre. Vient ensuite
l'élipse que l'on décrit avec une corde
fixée à deux points : elle a la singulière propriété qu'une lumière, placée à l'un de ses
points, se réfléchira toute à l'autre point,
en supposant que la circonférence intérieure
de l'élipse fût propre à cela.

De la Statique ou des Machines.

La statique est cette partie de la physique qui traite des machines et des avantages qu'on peut en attendre. Ces machines
sont connues, en général, sous le nom de
forces mouvantes, parce qu'elles servent à
mouvoir, à transporter ou à soutenir des
corps qu'on ne pourroit facilement mouvoir, transporter ou soutenir sans leurs secours.

On distingue généralement les machines
en deux classes, en simples et en composées ; celles-ci ne sont qu'un assemblage
plus ou moins multiplié des premières,
dont la connoissance seule peut suffire au
physicien, pour estimer tout l'avantage qu'il
doit se promettre de la machine la plus
composée.

On distingue particulièrement six choses

dans une machine : la résistance, la puissance, le point d'appui, la vîtesse, le centre de gravité et la ligne de direction.

La résistance n'est autre chose que l'obstacle qu'on se propose de vaincre ou de contre-balancer.

La puissance est la force qu'on emploie à cet effet.

Le point d'appui est un point autour duquel la puissance et la résistance se meuvent ou font effort de se mouvoir.

La vîtesse se mesure par les arcs que décrivent en même temps la puissance et la résistance, ou par les espaces qu'elles parcourent dans le même temps, ou enfin, lorsqu'elles sont en équilibre par ceux qu'elles parcourroient si elles étoient en mouvement.

Le centre de gravité est un point autour duquel toutes les parties d'un corps ou d'un système de corps sont en équilibre.

La ligne de direction est une perpendiculaire abbaissée du centre de gravité de la puissance et de la résistance au centre de la terre, en supposant toutefois que la puissance et la résistance soient inanimées. Si ce sont, au contraire, des corps animés qui agissent les uns contre les autres, leur ligne de direction n'est pas différente de celle selon laquelle ils agissent.

Nous suivrons dans cette matière l'ordre que l'on trouve dans l'ouvrage de M. Sigaud

le Lafond. Il divise cette section en dix ar-
icles ; le premier concerne le centre de
gravité, les sept autres traitent des machi-
ies simples ; le neuvième, les machines
composées, et le dixième des cordes, dont
l'application est indispensable dans le service des machines. Nous ne ferons seulement que transporter le dixième article après
l'article des poulies.

Du Centre de gravité.

Le centre de gravité est un point autour
luquel toutes les parties d'un corps ou d'un
système de corps sont en équilibre. D'où
l suit qu'un plan qui passeroit par ce
point, et qui diviseroit le corps en deux
parties égales, en toute sorte de sens, le
liviseroit en deux parties également pesantes.

Veut-on trouver le centre de gravité dans
corps, voici un moyen très-ingénieux.

Soit un poligone très-irrégulier, repré-
senté par cette figure (*planche I*, *fig.* 13).
Si l'on veut avoir son centre de gravité qu'on
le suspende par un de ses angles, et que
de ce point on laisse tomber une ligne à
plomb. On juge que le centre se trouvera
dans cette ligne, et que chaque côté de ce
poligone sera également pesant. Si du point
B on fait la même opération, la ligne B E

coupera la ligne A D au point C ; ce qui marque le centre que l'on cherche.

La propriété essentielle du centre de gravité d'un corps , c'est de déterminer ce corps vers le centre des graves ; d'où l'on peut déduire les deux axiomes suivans , dont les applications démontrent tout ce qu'on peut attendre du centre de gravité.

1°. Tout corps dont le centre de gravité est soutenu , demeure en repos.

2°. Un corps tombe ou descend toutefois que rien ne s'oppose à ce que son centre de gravité s'approche du centre de la terre.

On a su profiter de cette propriété du centre de gravité, de cette tendance à se porter vers le centre des graves , et de sa chûte réelle , pour construire différentes machines.

Je ne parlerai que d'un petit nombre ; il y a la boussole marine , dont nous aurons occasion de parler à l'article de l'aimant ; la lampe du cadran est encore une application fort heureuse et semblable à la précédente, de cette même propriété du centre de gravité.

L'odomètre est encore une machine fort ingénieuse , dont on trouvera l'explication dans la Description et usage d'un cabinet de physique de M. Sigaud de Lafond , *tome I, planche XI, fig.* 7 *et* 8. Elle sert à mesurer le chemin que fait une voiture dans un temps donné.

Il en est d'autres qui ne sont que de pur amusement. On doit ranger dans cette classe les suivantes :

Deux cônes joints par leur base remontent sur un plan incliné, mais ce n'est qu'une illusion, car ils descendent réellement. Si les deux lignes sur lesquelles ils se meuvent étoient parallèles, ces cônes ne monteroient pas, parce que les points de contact sur les lignes se feroient toujours sur les mêmes cercles : l'expérience le rend sensible. Il y en a plusieurs autres qui sont semblables, tels que le culbuteur chinois, le seau plein d'eau soutenu sur la lame d'un couteau ; mais toutes nous démontrent clairement qu'un corps suit constamment les loix de la gravitation, et qu'il ne s'éloigne jamais du centre de la terre, à moins que d'autres puissances plus fortes que cette gravitation ne l'y contraignent.

Du Levier.

Parmi les différentes machines dont l'homme s'est entouré pour varier ou augmenter la force dont l'a doué la nature, le levier est celle qu'il emploie le plus ordinairement ; on pourroit presque dire que c'est la seule qui existe, les autres n'en étant qu'une application variée.

On compte trois genres de levier : il faut
avant tout considérer trois choses qui y ont
rapport, la puissance, la résistance et le
point d'appui. Le levier du premier genre
est celui dont la puissance est à l'une de
ses extrémités, la résistance à l'autre et le
point d'appui intermédiaire ; celui du second
genre est celui où la puissance se trouve
aussi à l'une des extrémités, la résistance
intermédiaire et le point d'appui à l'autre
extrémité ; enfin, le troisième se distingue
en ce que la puissance est intermédiaire,
le point d'appui à l'une des extrémités et
la résistance à l'autre. Ce dernier est presque le seul dont l'homme se serve pour
tous ses mouvemens.

Une verge d'acier suspendue par un axe
et parfaitement en équilibre ; que l'on considère cet axe comme point d'appui ; si les
deux bras du levier sont de même longueur,
et que l'on applique à leurs extrémites des
poids semblables, ils seront encore en équilibre ; mais si on raccourcit un de ses bras,
l'équilibre alors va cesser et il faudra pour
le rétablir ajouter au poids attaché au bras
le plus court, en ôter de celui fixé au bras
le plus long. On peut facilement déterminer
ces quantités. Je suppose qu'un poids d'une
livre soit attaché à l'une des extrémités de
ce levier, pour avoir l'équilibre il faut un
poids semblable, si l'autre est égal ; mais
s'il est double, par exemple, pour lors un
poids

poids d'une demi - livre suffira : la raison
en est simple. Le premier a un de masse
et un de vîtesse ou de longueur , multiplié
l'un par l'autre égal toujours un ; l'autre a
deux de vîtesse , et un demi de masse multiplié donne un également. On peut , d'après
ce principe, calculer toutes les actions possibles de tous les leviers.

Passons aux deux autres sortes de levier.
Celui de la seconde espèce a son point d'appui à l'une de ses extrémités , sa puissance
à l'autre et la résistance intermédiaire ; dans
quelqu'endroit que l'on place le poids, il
est en entier supporté par le point d'appui
et la puissance ; mais le partage de ce poids
est distribué en raison inverse des longueurs
ou des vîtesses. Si le poids est au milieu ,
il est supporté également par les deux ;
mais je suppose que le levier soit divisé en
cent parties , que l'on mette ce poids sur
la dernière division près du point d'appui ,
celui là portera quatre-vingt-dix-neuf parties , et la puissance n'en portera qu'une :
c'est ce que connoissent bien les manœu-
vres qui sont obligés de transporter des pierres ou autres corps graves sur une brouette ;
ils approchent le plus qu'ils peuvent le corps
de la roue , qui représente en cette occasion
le point d'appui ; c'est le levier du troisième
genre, et la puissance est intermédiaire ; mais
on sent que les résistances et les vîtesses
varient : on peut rendre les uns et les autres

presqu'infinies, en approchant la puissance plus ou moins du point d'appui ; on peut donc conclure delà que l'on aura toujours un moindre poids à conserver à mesure que la puissance s'approchera de la résistance, et lorsque les deux points se confondent, les vîtesses de l'un et de l'autre sont semblables et le poids est sa juste valeur.

De la Balance.

La balance a une telle analogie avec le levier de la première espèce, que l'on peut presque réduire ces deux machines à ce dernier. La balance étant entre les mains de tout le monde, il est inutile d'en faire la description ; mais ce que tout le monde n'apperçoit pas, c'est un petit poids triangulaire placé au-dessous de son centre de gravité et de mouvement ; il sert à la régler. On peut au moyen du levier en composer d'une infinité d'espèces, telle que la romaine, la balance chinoise, la trompeuse, etc. ; mais un effet général que l'on retrouve toujours dans leur emploi, c'est que l'on ne peut obtenir l'équilibre que par des masses et par des vîtesses égales ; et quelques combinaisons que l'on fasse, si on multiplie la vîtesse par la masse de chaque bras, les deux produits seront parfaitement égaux.

Soit une balance en équilibre dont chaque

bras soit divisé en huit parties égales ; que l'on attache un poids à l'extrémité d'un de ces bras, que l'on considère le poids en masse comme un, si l'on multiplie la masse par la vîtesse, on aura huit. Maintenant pour trouver un poids qui soit en équilibre avec celui-là, et qui ne soit pas placé à l'autre extrémité du bras correspondant, il faut chercher deux nombres lesquels multipliés l'un par l'autre égalent huit. $4 \times 2 = 8$. On peut donc mettre un poids de deux de masse à la quatrième division, ou un poids de quatre de masse à la deuxième division ; ils seront toujours également en équilibre avec l'autre bras de la balance, et cela est aisé à sentir ; car si l'on considère le poids qui a quatre de masse en équilibre avec celui qui n'en a qu'un, et que l'on en cherche la raison, on verra que le premier est très-près de l'axe ou du centre de mouvement, qu'il n'a qu'un très-petit levier que nous considérons comme deux, et qu'au contraire l'autre a en effet peu de masse, mais est à l'extrémité d'un grand levier que nous remarquons avoir quatre fois la longueur du premier ; l'un a donc huit de vîtesse et l'autre deux, et comme on sait lorsque les vîtesses et les masses multipliées entre elles donnent des produits égaux l'équilibre a lieu.

Nous terminerons ce qui concerne la ba-

lance, par deux problêmes qui nous paroissent intéressans.

Ier. P R O B L Ê M E. 1°. Construire une balance de manière que des masses égales,
suspendues à des distances qui paroissent
inégales, par rapport au point d'appui,
soient en équilibre entre elles.

2°. Construire une balance trompeuse,
dont le fléau soit en équilibre, 1°. sans les
bassins, 2°. avec les bassins, 3°. avec les
bassins chargés de poids inégaux.

Ce premier problême fut proposé par le
célèbre Roberval, professeur de mathéma-
tique au collège royal, et il le résolut
d'une manière très-ingénieuse, à l'aide
d'une espèce de balance qu'il imagina, et
à laquelle on a conservé le nom de balance
de Roberval (*planche I, fig.* 14). En gé-
ral, la construction de cette balance ne
contredit en rien la loi générale de l'équilibre
que nous avons démontrée. On peut consulter la machine même, décrite dans l'ouvrage de M. Sigaud de Lafond.

IIe. P R O B L Ê M E. Balance trompeuse.
Construisez le fléau de façon (*planche I,
fig.* 15) que ses bras soient inégaux, selon
une proportion connue; supposons de 12 à
11; si le dernier bras C B est proportionnellement plus gros que le bras C A, cet

excès de poids compensera ce qui manquera à sa longueur, et conséquemment le fléau sera en équilibre avec lui-même et sans les bassins.

2°. Construisez les bassins E F de manière que le bassin F, y compris la chaîne et le crochet, qui doivent être suspendus au point A, soient d'un douzième moins pesant que le bassin E, en y comprenant également sa chaîne et son crochet. Ce dernier, suspendu à l'extrémité B du plus court des bras de la balance, sera en équilibre avec le bassin F; puisque leurs masses seront en raison réciproque de leurs distances au point d'appui.

3°. Placez dans le bassin E un poids a, qui pèse un douzième en sus de ce que pèse le poids b, que vous mettrez dans le bassin F; et vous aurez encore équilibre, puisque l'inégalité des poids compensera exactement l'inégalité des bras de la balance, et qu'il y aura raison réciproque entre les masses et les distances au point d'appui.

De la Poulie.

La poulie représente encore un levier de la première espèce à bras égaux; car si l'on fait attention que la poulie doit être un cercle parfait, que dans le cercle tous les rayons sont égaux entre eux, que l'axe ou point d'appui est au centre de ce cercle, on sentira d'abord la nécessité des bras de leviers égaux. Comme toutes les tractions que l'on peut faire au moyen d'une corde sur une poulie se font toujours par la tangente, et que cette tangente est toujours perpendiculaire à un rayon quelconque; il s'en suit delà nécessairement qu'il faut pour équilibrer un poids attaché à une corde qui roule sur une poulie un poids parfaitement semblable. La poulie a l'avantage sur le levier, qu'à celle-ci il est indifférent de tirer obliquement, et qu'au levier, au contraire, il faut toujours tirer perpendiculairement à son bras. Si à ce dernier le parallelisme de traction n'est pas observé, il en résulte des inégalités très-grandes. Si une puissance tire un bras de levier par un angle de trente degrés, il lui faut une force double du poids qu'elle a à soulever, et ainsi en augmentant jusqu'à l'horisontalle; cela suit le même rapport que le plan incliné qui ne soutient que la moitié du poids qui lui est superposé.

Soit une poulie à plusieurs gorges concentriques; si l'on fait passer une corde dans la gorge de celle qui a le plus grand diamètre, et que cette corde soit attachée à l'extrémité d'un levier recourbé à angle droit dont les bras égalent chacun la longueur d'un rayon de la poulie; que l'on attache à l'extrémité de celui qui est horizontal un poids, et à l'autre une corde; que cette corde passe par-dessus la poulie , il faudra à l'extrémité de cette corde un poids semblable pour conserver l'équilibre. Si on laisse toujours le levier recourbé chargé du même poids , ainsi que la corde , et qu'on la mette dans une gorge inférieure, on voit qu'il faut augmenter beaucoup le poids de cette dernière pour conserver l'équilibre , et le poids augmente en raison que cette gorge diminue.

Soient plusieurs poulies suspendues par des cordes , et disposées de façon qu'un bout de chaque corde soit attaché à la chape de la poulie voisine ; on voit par le même principe qui nous apprend qu'une personne qui soulève un poids à l'aide d'une corde , dont l'une des extrémités est attachée , ne soutient que la moitié de ce poids ; ainsi plus il y aura de poulies , et moins on soutiendra de ce poids , puisqu'à chaque poulie il diminue de moitié ; mais aussi ce que l'on gagne en force on le perd en vîtesse. Je suppose qu'il faille élever un poids d'une once, il faudra que ce dernier descende de trente-deux pouces. Il y a encore d'autres poulies mouflées de différentes manières ; mais on doit préférer celle dont les poulies sont à côté les unes des autres , et d'un égal diamètre.

Il y a une machine avec laquelle on a tenté de mesurer les différens frottemens qui ont lieu sur ces poulies par les cordes et celui même de ces cordes ; mais les résultats n'en sont pas aussi justes que l'on pourroit le désirer.

Des Cordes.

LES cordes sont d'un service indispensable dans la plupart des machines. La poulie, par exemple, deviendroit inutile, sans le secours des cordes qu'on y adapte.

Les cordes sont composées de plusieurs brins de ficelle, elle-même formée de plusieurs filamens de chanvre, que le cordier tord plus ou moins. La qualité de la corde dépend donc originairement de celle du chanvre qu'on emploie dans la fabrique de la ficelle. Mieux ce chanvre est préparé, moins il est ébauché, et plus la ficelle est propre à l'usage à laquelle on la destine.

Du Treuil.

Nous avons démontré que la balance et la poulie n'étoient que des leviers modifiés. On va voir que le treuil rentre dans la même classe ; car si l'on considére avec attention la construction de cette machine, on reconnoîtra le levier de la première espèce, ou la poulie à gorge concentrique. Pour y retrouver le premier, nous regarderons les croisillons, comme les grands bras du levier ; l'axe du treuil comme point d'appui, et le rayon du cercle qui fait la base du cylindre du treuil, comme le petit bras de levier. En admettant ces choses, tout sera comme l'homme qui s'appuie à l'extrémité du grand bras, que l'on peut regarder comme la puissance, l'axe comme le point d'appui, et la corde qui l'enveloppe autour du cylindre du treuil comme la résistance. Elle la représente en effet, puisqu'elle est attachée à son extrémité : le treuil favorise un peu la résistance, en ce que celle-ci tire toujours par des tangentes perpendiculaires au rayon du cercle sur lequel elles s'enveloppent, et que la puissance a des temps inégaux pour la force ; ce que nous allons faire voir en parlant des manivelles. Le treuil horizontal a sur le premier un certain avantage, qui est que la force est distribuée dans tous les temps à-peu-près également : mais il a aussi un inconvénient, c'est qu'un homme pousse moins dans cette ligne, qu'il n'est dans le cas de lever dans la perpendiculaire.

Des Manivelles.

Cet instrument, très-connu et employé dans mille circonstances, n'est pourtant pas encore porté à sa perfection. Il y a quatre tems de force différente dans son action. Un homme tournant une manivelle, peut agir comme doué de force, comme plan incliné, comme pesant. Supposons la manivelle formant un angle de 45 degrés avec l'horizon : s'il pousse cette manivelle , il ne peut agir sur elle qu'en s'inclinant; une partie de son corps est portée par ses pieds , et l'autre par la manivelle ; mais dans cette situation , il n'a point de force ; et moins encore lorsqu'elle est perpendiculaire. Si la manivelle est à 45 degrés opposés , et qu'il puisse s'appuyer dessus, il agira alors comme pesant , et cette action ne s'étendra pas au-delà de son poids. Si la manivelle est inclinée de 45 degrés au-dessous de l'horizon, l'homme pour l'approcher à lui , sera obligé de s'incliner et de se cramponner contre la terre pour y parvenir. Si , enfin , la manivelle est près de lui , inclinée à 45 degrés , alors l'homme déploie toute sa force , et elle se manifeste avec toute l'énergie que lui permettent ses muscles. On a remarqué quatre temps différens ; deux de foiblesse et deux de force pour tourner la manivelle. On a le mauvais usage de mettre les manivelles en ligne parallèle ; ce qui est manifestement contraire au bon sens et à l'expérience. On devroit les mettre à angles droits : elles auroient alors tout leur effet.

Il y a une infinité d'autres machines , tels que le cabestan , la grue , le grueau , le vandal ; mais nous nous dispenserons d'en parler , parce qu'elles sont fondées à-peu-près sur le même principes.

Nous avons aussi le plan incliné. On appelle plan incliné, tout plan qui fait angle avec l'horizon. On sait que l'action de la pesanteur contre un corps qui se meut sur un plan de cette espèce, est rallentie par l'inclinaison de ce plan C'est dans ce rallentissement que la puissance trouve tout l'avantage que le plan incliné lui procure, pour soutenir, faire monter ou descendre un fardeau, qui porte sur la longueur d'un plan de cette espèce.

On conçoit, en effet, que s'il falloit élever un corps à une certaine hauteur, sans le secours d'une machine, il faudroit de toute nécessité que la puissance fût propre à vaincre la totalité de son poids, ou l'effort avec lequel il tendroit vers le centre de la terre. Or, cette tendance étant diminuée par l'inclinaison du plan sur lequel ce corps est appuyé, la puissance qui agit contre lui n'a plus à vaincre qu'une partie de son poids. Il ne reste donc qu'à déterminer maintenant quelle portion de ce poids il doit supporter ou vaincre.

Pour déterminer la quantité d'effort que doit faire la puissance pour équilibrer une résistance, il ne s'agit que de bien connoître le rapport qui se trouve entre la vîtesse absolue et la vîtesse relative ; ou, ce qui vaut mieux, le rapport entre la longueur et la hauteur du plan incliné, qui représentent ces deux espèces de forces ou de vîtesses. On aura donc équilibre entre une puissance et une résistance qui agiront l'une contre l'autre sur un plan incliné, si la puissance est à la résistance comme la hauteur du plan est à sa longueur.

Du Coin.

CETTE machine simple, ingénieuse et presqu'incompréhensible, est peut-être une des plus difficiles à bien démontrer. Le coin est formé d'un parallelipipède rectangle et coupé par la diagonale. Il y a trois choses dans le coin, ainsi que dans le plan incliné, sa base, sa hauteur et la longueur du plan. La résistance qu'éprouve un coin pour détruire la cohérence d'un corps, est presque la même que celle du plan incliné dans les différens angles. Plus celui que l'on donne à un coin est aiguë, et plus il s'insinue facilement; de même plus le plan incliné approche de l'horizon, et moins il faut de poids pour faire avancer celui dont il est chargé. La théorie du coin est qu'il cède d'autant plus à la percussion, qu'il se présente sous un plus petit angle à résistance égale. Il existe une machine ingénieuse qui nous montre assez les effets du coin; mais il faut supposer qu'une puissance active le pousse continuellement. Si l'on vouloit obtenir cet effet par la collision, il n'auroit pas lieu; car de la manière dont il est disposé il se retireroit au moment où cette force n'agiroit pas sur lui. La difficulté de bien analyser cet instrument vient de ce qu'il a du frottement sur deux de ses côtés, et que ce frottement augmente en raison de la cohérence des parties à désunir.

On doit rapporter au coin et à ses propriétés, les avantages qu'on retire de tous les instrumens tranchàns. Ce sont autant de coins dont la base, la forme et la dureté sont proportionnées à la résistance contre laquelle ils doivent agir, et à la puissance qui doit en faire usage.

On peut encore concevoir aisément que l'action de certains poisons, et des corrosifs, sur le corps humain, doit se rapporter à l'effet du coin. Le micoscrope nous fait voir que les parties de ces différens corps, sont autant de petits coins qui déchirent les foibles membranes sur lesquelles elles agissent. On conçoit pareillement pour quelle raison la nature a donné aux dents et aux ongles des animaux, la figure que nous leur connoissons. On sent également que le bec des oiseaux et les cornes de plusieurs animaux, ne peuvent avoir une conformation plus avantageuse et plus propre aux usages auxquels ils sont destinés, que cette forme pointue à l'extrémité d'une large base, qui en fait autant de coins différens.

De la Vis.

CET instrument, un des plus utiles que possède la méchanique, ne suit pas dans ses rapports les mêmes principes que ceux dont nous venons de parler. Quoique ce soit absolument un plan incliné, dont la longueur est égale à la développée du fil et la hauteur égale à ce fil, elle n'agit cependant pas de même, car le poids soutenu par le plan abandonné à lui-même, descendra, au lieu que la vis, cessant d'être tournée, n'en conservera pas moins sa situation, et le tems où les autres machines deviennent vicieuses par le frottement, est précisément celui qui sert le plus dans celle ci.

La vis d'Archimède seule auroit suffi pour immortaliser son auteur, s'il n'avoit pas eu tant d'autres droits à l'immortalité ; il est malheureux que nous ne jouissions pas de toutes les découvertes du génie de ce grand homme qui nous ont été ravies par le laps du tems, et entre autres de ces superbes machines avec lesquelles il défendit Syracuse contre les entreprises des Romains.

La vis nommée d'Archimède sert à élever l'eau ; elle est construite d'un cylindre et d'un tuyau, qui s'enveloppe autour de ce premier en forme de filet, en tournant à un cylindre qui est incliné à l'horizon. L'eau, par sa gravité, descend à la partie in-

férieure de ce filet , ce point se trouve changé
à chaque instant par le mouvement de rotation qu'on imprime au cylindre, et par
conséquent l'eau se trouve élevée.

Des Machines composées.

L E S machines composées résultent ,
comme nous l'avons déja observé, de l'assemblage plus ou moins multiplié des machines simples. Quoique le nombre de ces
sortes de machines se multiplie tous les
jours , la connoissance des machines simples suffit pour juger de l'avantage qu'on
doit attendre de la machine la plus composée. Nous nous bornerons donc à donner
ici une légère idée de ces sortes de machines.

La règle générale pour les machines composées est qu'il y aura toujours équilibre
entre une puissance et une résistance , qui
agiront l'une contre l'autre à l'aide d'une
machine composée, lorsque la puissance
sera à la résistance en raison composée de
tous les rapports qui doivent se trouver entre l'une et l'autre , dans chacune des machines simples qui constituent une machine
composée.

La vis sans fin est encore due à Archimède ; c'est une espèce de vis dont l'arbre
tourne continuellement dans le même sens.
Cette vis engrène dans les dents d'une roue

qu'elle conduit , et l'arbre de cette roue porte au treuil sur lequel s'enveloppe la corde qui soutient le fardeau. La puissance qui fait agir cette machine est ordinaire-ment appliquée à une manivelle fixée sur l'arbre de la vis. Le but de cette machine est de multiplier la force ; mais on n'y réussit pas comme dans toutes les autres d'où dépend la vîtesse.

Je suppose que la manivelle aît trois pou-ces, que la vis ait quatre filets , que la roue sur laquelle elle agit ait quarante dents; il faudra dix tours de manivelle pour obte-nir une révolution de cette roue ; que l'axe de cette roue soit considéré comme un treuil d'un pouce de diamètre, voyons ce qui ar-rivera. Nous venons de dire que la mani-velle fait dix tours contre le treuil un; elle a trois pouces de longueur ; elle parcourt donc un cercle d'environ 20 pouces de cir-conférence, $\times$ 10 $=$ 200. Voilà donc le chemin qu'a parcouru la puissance ; voyons celui de la résistance. Nous avons dit que le treuil avoit un pouce de diamètre, ce qui en donne à-peu-près trois de circonférence, la résistance se trouve élevée de cette hau-teur : ainsi, le rapport de la puissance à la résistance est comme deux cents est à trois. La plus simple et la plus sûre manière d'ap-précier l'effet d'une machine est de compa-rer les espaces parcourus par la puissance et la résistance , et si l'on veut connoître le

frottement

frottement, on n'a qu'à examiner ces quatre choses, la puissance, la résistance, l'espace parcouru de l'une et de l'autre ; s'il y a des différences, on peut les considérer comme la valeur des frottemens ou de la résistance des milieux.

Du Peson à ressort.

CETTE machine est composée d'un demi-cercle d'acier trempé, que l'on tire par ses deux extrémités, lequel dans cette action fait mouvoir une aiguille sur un cercle gradué qui indique le poids dont le peson est chargé. Cette machine a un avantage, qui est de déterminer la force que l'on emploie en tirant contre un corps qui résiste, soit par sa gravité ou par son adhérence.

Du Mouton anglois.

LE mouton anglois est une machine qui sert à battre des pieux. Il a un grand avantage sur le nôtre, en ce qu'il élève le mouton plus haut et qu'il le livre entièrement à sa gravité. On sait qu'un petit marteau qui sera mu avec plus de vîtesse et d'une plus grande hauteur, déterminera plutôt le clou à entrer qu'un autre dont la masse seroit plus considérable et la vîtesse moindre. Il semble que les règles données précédemment sont en défaut; mais en examinant on verra le

contraire ; on verra qu'il n'y a qu'une modification. Voyons ce qui arrive dans l'action d'un coup de marteau ou d'un mouton ; il tombe avec une vîtesse et une masse
connue, et il fait entrer un clou. Si ce marteau tombe avec une moindre vîtesse, le
clou n'est pas chassé, quoique la masse
soit la même, en raison composée et équi-
valente de l'autre marteau ; mais voici ce
qui arrive, c'est que le coup qui agit avec
vîtesse n'attaque que le clou et les parties
qu'il touche, parce que le mouvemént n'a
pas le temps de le communiquer à toute
la masse ; ce qui arrive lorsque son effet
est lent, et c'est aussi ce qui détruit son
action. On chargeroit vainement d'un poids
considérable un clou pour le faire enfon-
cer, le poids communique sa gravité à tout
le système du corps auquel il appartient, et
le marteau poussé vivement ne la communique qu'au clou; il en est de même du mouton.

La force de l'homme, adaptée aux machines, comparée à celle du cheval, est éva-
luée à 25 livres, celle du cheval à 125 ; ce
qui revient à-peu-près à un septième. De
quelque manière qu'un homme s'y prenne,
il ne peut élever dans un jour qu'environ un
million de livres à trois pieds, ou trois millions à un pied ; et on estime cet effet le
maximum de sa force.

De l'Hydrostatique ou de l'Hydrodinamie.

Dans la première, on voit l'équilibre des différens liquides entre eux ; dans la seconde, leur puissance. L'une vient du mot latin *statior*, se tenir, l'autre d'un mot grec *dinamie*, qui veut dire, ou qui exprime, action, puissance.

Cette partie de la physique est une des plus intéressantes ; les vraies loix n'en ont été bien connues que de nos jours. Les anciens ont cru que les liquides ne pesoient point en eux-mêmes ; ils aimoient mieux disputer que de faire la moindre expérience ; ils joignoient cette erreur à celle de l'horreur du vuide, de la chûte des corps en raison de leur masse, etc. : maintenant, que de fidèles expériences ont détruit ce système, voyons comment agit la nature à cet égard. Voici la loi générale et le principe fondamental : les liquides pèsent tous en raison de leur base et de leur hauteur ; ils pèsent en eux-mêmes et hors d'eux-mêmes, perpendiculairement, latéralement, et même en certaines circonstances en remontant cette perpendiculaire. Il faut bien se graver dans la mémoire ces vérités, car de ces principes dérivent toutes les connoissances de l'hydrostatique. Passons aux expériences.

Un tube de verre ouvert par ses deux

extrémités, si l'on applique le doigt à l'une des deux extrémités de manière à le fermer, et qu'ensuite on le plonge perpendiculairement dans l'eau, elle n'entrera pas dans le tube tant qu'on le tiendra fermé ; mais aussitôt qu'on ôte le doigt, l'eau monte avec une vîtesse proportionnelle à la longueur du tube plongé, et elle s'élève même au-dessus du niveau de celle dans laquelle il est plongé. Voici la manière dont cela s'opère : lorsque l'on plonge le tube fermé, il est rempli d'air. Comme nous avons vu plus haut que la matière est impénétrable ; cet air fait un ressort suffisant pour soutenir la colonne d'eau que le tube déplace, et la faire hausser en proportion dans le vase qui la recèle ; lorsque l'on ôte le doigt, cette eau qui se trouvoit exhaussée, n'ayant plus à faire équilibre qu'avec une colonne d'air, et étant huit cents fois plus pesante que cet air, descend donc avec presque toute sa gravité pour remplir par le bas ce tube. On sait que les corps qui descendent acquièrent de la vîtesse en raison de l'espace parcouru ; on sait encore que les corps s'équilibrent par leur vîtesse et leur masse ; connoissant bien tous ces principes, le reste est facile à entendre. Supposons qu'il y ait cent colonnes d'eau descendántes pour remplir celle du tube vuide, elles agiront toutes ensemble avec leur poids contre celle-ci. C'est cent contre un. On sent que pour équilibrer la masse par la vîtesse, qu'il faut que l'eau monte dans le tube cent fois plus vîte que les autres ne descendent; comme on sait que les corps descendent avec une vî-tesse accélérée, ces cent colonnes exercent cette action sur celle qui monte, ne pouvant pas l'exercer en bas à cause du vase qui les retient; celle-ci a donc à elle seule toute la vîtesse acquise des autres, et monte, par cette raison, beaucoup au-dessus de son niveau. Lorsqu'elle est dans cette situation, toutes les forces acquises sont perdues; et par la loi qui met tous les liquides de ni-veau, lorsqu'ils se communiquent elle revient à cet état.

Soit un fléau de balance, portant à l'un de ses bras un piston, mouvant dans un corps de pompe très-bien calibré, en équilibre avec un poids attaché au bras opposé; si l'on remplit d'eau le corps de la pompe, l'équilibre se perd, et on le rétablit par un poids au bras opposé. Si l'on veut connoître comment cette eau pèse, on n'a qu'à multiplier la base par la hauteur, on verra qu'elle a dans cette occasion la même propriété qu'un solide semblable. Mais si au lieu de ce cylindre on en substitue un qui ait la forme d'un cône tronqué renversé et qui ait pour base la même que le cylindre; si l'on remplit d'eau le vase à même hauteur, quoiqu'il ait infiniment plus de capacité que le premier, le piston sera encore en équilibre. Voici comme on peut expliquer ce fait : imaginons dans ce vase une infinité de colonnes perpendiculaires et parallèles entre elles ; il est clair que le piston portera sur sa base un faisceau de ces colonnes égales en diamètre et en hauteur au cylindre précédent. Il faut prouver maintenant qu'il doit être aussi égal en poids, puisque l'eau est sensiblement homogène et liquide, rien ne s'oppose à sa défense, le piston portera donc ce faisceau en entier ; mais que deviendront ces colonnes parallèles qui n'atteignent pas le piston. On sait que le vase a la forme d'un cône renversé, chaque colonne s'appuie sur les parois de ce cône qui lui correspondent, et le tout est supporté. Tout cela s'entend assez facilement ; mais ce qui suit est plus difficile à comprendre. Si, au lieu de ce cône, on adapte un cylindre d'un très-petit diamètre, qu'on l'emplisse d'eau à même hauteur, le piston sera encore en équilibre, quoique le cylindre ne contienne qu'une très-petite quantité d'eau ; mais voici comme on peut expliquer ce fait : imaginons une portion de cylindre de même diamètre que le piston fermé par ses deux bases ; que l'on conçoive par la pensée une infinité de tubes capillaires implantés sur l'une de ces bases ; que l'on verse de l'eau dans un de ses tubes, elle montera dans tous les autres ; comme ce tube capillaire peut élever toutes les autres colonnes à sa hauteur, le piston doit être en équilibre, la réaction étant égale à l'action. Veut-on encore prouver que l'eau pèse en elle-même comme hors d'elle-même. Qu'un vase rempli d'air soit attaché à une balance en équilibre dans l'eau, si on laisse entrer l'eau dans le vase, il faut ajouter un poids au bras opposé; si on pèse cette eau elle est absolument égale à ce poids. Une autre expérience fait voir que l'eau pèse en tout sens. Qu'une plaque de cuivre soit à l'extrémité d'un cylindre ouvert des deux bouts, retenue par un fil seulement; si l'on plonge le cylindre dans l'eau à une certaine profondeur, la plaque se tient d'elle-même dans un sens opposé à sa gravité. Si on plonge un cylindre dans l'eau, fermé par un bout, hors un petit trou qu'on laisse au milieu, on verra dans son intérieur un jet-d'eau s'élever en sens opposé à la pesanteur et qui ira plus ou moins haut en raison de l'immersion de ce cylindre. Nous pouvons conclure de ce que nous venons de dire, que les liquides pèsent en tout sens également, et que cette pression n'est pas en raison des quantités de ces liquides; mais bien en celles des hauteurs et des bases.

Le baromètre nous donnera la preuve de la pesanteur spécifique qu'ont deux liqueurs immiscibles.

Il y a encore une machine propre à cela;

c'est une espèce de pompe communiquante
à plusieurs tubes dont toutes les extrémités
sont plongées dans différentes liqueurs ;
lorsqu'on lève le piston , chaque liqueur
monte en son tube à une hauteur relative à
sa pesanteur ; ainsi , les plus legères montent
plus haut que les autres.

Du Passe-vin.

CET instrument est une espèce d'entonnoir en verre , dont le tube communique à
une petite boule de même matière qui est
creuse ; on remplit d'abord cette boule de
vin , et même jusqu'au haut du tube qui
communique à l'entonnoir ; on remplit cet
entonnoir d'eau : au bout d'un certain tems,
cette eau descend dans la boule , et le vin,
par sa plus grande légéreté , vient dans l'entonnoir. Cette expérience qui paroît curieuse,
est pourtant répétée tous les jours ; car lorsque nous renversons une bouteille , le vin
sort et l'air monte à sa place. Si nous renversons du mercure dans de l'eau, le mercure descendra et l'eau montra à sa place.
Plusieurs siphons , dont une branche est
toujours perpendiculaire et les autres courbes , tortueuses et obliques. Si on verse de
l'eau dans l'une de ses branches , elle s'élevera exactement à la même hauteur dans
celle qui lui correspond : telle est la conduite des eaux soûterraines des puits , elle

est toujours de niveau avec quelque réservoir. Cet instrument est encore entre les mains de tout le monde, et peu en connoissent les vrais principes. Voici comme on le démontre : si dans un bassin on met deux petits vases d'inégale grandeur, et qu'il y ait du mercure dans chacun d'eux à des hauteurs différentes, que l'on plonge dans chacun les balances d'un siphon, le mercure se mettra à une hauteur semblable à celle du vase dans lequel elle est. Si l'on verse de l'eau dans le bassin qui le contient, lorsqu'il y en aura quatorze pouces, le mercure sera élevé d'un pouce dans chaque jambe; ce qui nous fait déja voir que le rapport de l'eau au mercure est comme quatorze à un. Le mercure montant dans chaque jambe également, et ayant plus d'élevation primitive dans l'une que dans l'autre, celle-ci aura donc plutôt atteint la sommité de la courbure; elle permettra donc l'écoulement du mercure dans l'autre jambe, jusqu'à ce que l'équilibre en soit rétabli. Celle-ci descendant à son tour au dessous du niveau où se tient le mercure dans la première, en contient un plus grand poids, et force, par cette raison, l'écoulement jusqu'à ce que le niveau soit rétabli.

De l'immersion des solides dans les liquides ; leurs rapports de densité spécifique ; leur déperdition de gravité dans cette immersion.

Tout solide plongé dans un liquide perd de son poids une quantité semblable à celui du liquide qu'il déplace. D'après cette conséquence, il est aisé de pressentir que tous les corps n'en perdent pas également. Nous devons cette précieuse découverte à Archimède, dont tout le monde connoît la solution du fameux problême de la couronne d'Hiéron, roi de Syracuse.

La pesanteur spécifique n'est autre chose que le poids d'un corps comparé à son volume ; d'où il suit que le poids d'un corps donné, étant double de celui d'un autre corps de même volume, sa pesanteur spécifique est double.

Un corps spécifiquement plus pesant que le liquide dans lequel on le plonge, s'enfonce et se précipite au fond de ce liquide. On sait, en effet, que, quelque soit le poids de ce corps, la colonne qui le porte en est surchargée. Delà, cette colonne acquiert un excès de pression contre le fond du vase ; elle presse plus que les colonnes collatérales qui l'enveloppent : l'équilibre, entre ces différentes colonnes se trouve donc

rompu. La colonne surchargée par l'addition du solide, exerçant une plus forte pression contre le fond du vase, et éprouvant
de sa part une résistance invincible réllue,
en se précipitant, dans les colonnes collatérales ; mais elle ne peut s'abaisser ou se
précipiter que le solide qu'elle porte ne se
précipite avec elle ; et il se précipite jusqu'au fond du vaisseau, puisque la même
cause qui l'a déterminé à descendre, continue à le maîtriser jusqu'à ce qu'il soit
parvenu en cet endroit : l'espace vuide qu'il
laisse pendant sa chûte, se remplit aux dépens des colonne collatérales, parce que ces
colonnes étant extrêmement mobiles, et
n'étant point soutenues alors, elles s'épan-
chent nécessairement.

Tout corps pesant comparé à un pareil volume de liquide, perd de son poids, lorsqu'il
est entièrement plongé dans ce liquide, autant que pèse le volume de liquide dont il occupe la place. L'expérience va nous donner
la certitude de cette loi.

Ayez deux cylindres, l'un solide et l'autre creux, et tellement construits l'un sur
l'autre, que le cylindre solide remplisse
exactement la capacité de celui qui est
creux. La concavité de ce dernier représentera donc parfaitement le volume du cylindre solide, et conséquemment le volume
de liqueur qu'il déplacera par son immersion. Suspendez le cylindre solide au-dessous

de celui qui est creux, et l'un et l'autre au-dessous de l'un des bassins de la balance hydrostatique, et mettez-les en équilibre avec un contrepoids approprié, que vous placerez dans le bassin opposé de la balance : cela fait, disposez la balance de manière que le cylindre solide plonge entièrement dans une masse d'eau, et vous observerez qu'il perdra alors une partie de son poids, et que le bassin opposé de la balance prévaudra. Veut-on rétablir l'équilibre, et connoître précisément ce que ce cylindre perd de son poids par l'immersion? remplissez de la même eau le cylindre creux, et l'équilibre sera parfaitement rétabli. Or, en remplissant d'eau ce cylindre, vous ne faites précisément que charger le bras de la balance du poids du volume d'eau déplacé par l'immersion du cylindre solide. On ne peut donc se refuser à l'évidence qui nous prouve qu'un corps perd précisément autant de son poids que celui du volume d'eau qu'il déplace.

On tire de cette connoissance des avantages très-grands pour mesurer les densités spécifiques des différens solides ; et voici la manière dont on y parvient. Supposons qu'on veuille voir celle de l'or et celle de l'étain : il faut peser dans une balance très-sensible en air libre deux poids semblables de ces deux métaux ; suspendre ensuite les poids dans l'eau par des fils ; les deux solides déplaceront chacun un volume d'eau relatif à leur volume ; comme ils sont très-différens, l'équilibre va être rompu sur le-champ, et c'est le poids que l'on emploie pour le rétablir qui mesure leur différence de densité. On peut donc par ce moyen, non-seulement connoître les rapports des solides entre eux, mais de ces solides avec tous les liquides et celui de ses liquides avec eux-mêmes. Car, par exemple, si l'on plonge un pouce cube de cuivre dans l'eau, mis d'abord en équilibre à la balance, et qu'il perde en cette immersion une quantité de son poids, et que l'on plonge ensuite le même solide dans de l'esprit de vin, comme celui-ci est plus léger que l'eau, et le cube ne déplaçant que le même volume, il perdra moins le poids qui exprimera cette différence, ainsi que celle de leurs densités respectives.

On demandra peut-être ce que devient le poids qui a l'air d'être anihillé, on seroit dans l'erreur si on le croyoit ; il n'éprouve pas même de diminution. Il est supporté par le vase ou bassin qui récèle l'eau ; ainsi, lorsque la mer est plus couverte de vaisseaux, elle fait un effort plus énergique contre ses digues que lorsqu'il n'y en avoit point à sa surface. On se rappelle que l'on a mis dans la première expérience le vase qui contenoit l'eau dans une balance en équilibre, et le poids également en équilibre à une autre. Lorsqu'on a plongé le poids dans le vase, on a vu deux mouvemens : le côté de la balance qui portoit le vase a baissé, ainsi que celui qui portoit le contre-poids ; on a rétabli l'équilibre à celui-ci, mais cela ne l'a point rendu à l'autre : ce qui fait voir clairement que le poids que perd un corps plongé dans l'eau, est recueilli par cette eau, ou plutôt par le vase qui la contient, sur lequel il exerce toute sa gravité.

Il y a encore beaucoup d'autres expériences, telle que la petite figure qui monte et descend en raison de la compression de l'air qu'elle a dans l'intérieur de son globe, demi-creux, équilibré par un poids qui monte et descend dans un cylindre plein d'eau.

Une observation intéressante est que des corps que l'on pèse dans l'air, ceux qui ont le plus de volume ont réellement aussi plus de masse, puisqu'ils sont pesés dans un liquide, et on le prouve par l'expérience en faisant le vuide.

De l'Aréomètre ou Pèse-liqueur.

L'ARÉOMÈTRE est fondé sur le principe d'hydrostatique qu'un solide plongé dans un liquide perd de son poids autant que pèse le volume de liquide qu'il déplace. C'est à Archimède à qui nous devons cette précieuse découverte. Hiéron, roi de Syracuse,

ayant fait faire une couronne d'or , et soup-
çonnant que l'ouvrier avoit mêlé avec cet
or de l'alliage, voulut s'en éclaircir ; mais
ne pouvant se déterminer à refondre cette
couronne dont le travail étoit parfait, pro-
osa aux savans de la Grande-Grèce le pro-
lème , de déterminer la quantité d'alliage
et de quelle nature il étoit. Archimède un
jour allant au bain, s'apperçut qu'il perdoit
beaucoup de son poids dans l'eau. Son gé-
ie profond sentit dans le même moment
a possibilité de résoudre le problême. Il
'élance aussitôt du bain et fut travailler à
ette découverte. Voici la manière dont il
 parvint : il plongea dans l'eau une masse
'or d'un poids égal à celui de la couronne,
l s'apperçut que cet or, qui étoit pur, peroit moins de son poids ; comme il soup-
onna que l'alliage étoit de l'argent, il plon-
ea de même une masse d'argent , et il vit
jue celui-ci en perdoit davantage. Le pro-
lême devint alors facile à résoudre , car il
'avoit qu'à comparer la différence de perte
e poids que faisoit la couronne aux deux
utres masses.

L'aréomètre ou pèse-liqueur est un petit
ube de verre , au bas duquel il y a un
etit globe qu'on leste avec du mercure. La
iéthode de M. Baumé , tout-à-fait différente
e celles de ses prédécesseurs , est égale-
ient ingénieuse. Il prend la densité de l'eau
'stillée pour premier terme de son échelle .

et il continue sa graduation avec la même eau, dont il augmente la densité d'une quantité connue, par l'addition progressive d'une quantité donnée de sel marin. On trouvera cette opération ingénieuse dans les *Elémens de pharmacie* de cet habile chymiste.

On fait sur le même principe l'aréomètre, pour apprécier les quantités des liqueurs spiritueuses.

Des Tubes capillaires.

On entend par tubes capillaires, des tubes dont le diamètre est quelquefois si petit qu'on peut à peine y introduire un cheveu. Lorsqu'un tube de cette espèce communique avec un réservoir donné, ou avec un autre tube de plus de quatre à cinq lignes de diamètre, on remarque que la liqueur comprise dans les deux vaisseaux, s'élève au-dessus du niveau dans celui dont le diamètre est le plus petit.

Les principaux phénomènes des tubes capillaires sont, que l'eau, et toute autre liqueur, à l'exception du mercure, s'élèvent constamment au-dessus du niveau dans tout espace capillaire quelconque.

Lorsqu'on veut donc s'assurer de l'élevation des liqueurs au-dessus du niveau dans les tubes capillaires, ou dans tout autre corps qui peut faire fonction de tubes capillaires, il faut avoir soin de choisir des

tubes

ubes neufs ; ou, s'ils servent depuis long-
emps à ces sortes d'expériences, il faut
qu'ils aient été conservés avec soin et bien
bouchés. En plongeant un tube de cette espèce dans un vase rempli d'eau colorée,
pour qu'elle soit plus sensible dans l'intérieur du tube, ou dans toute autre liqueur,
on observera constamment qu'elle s'élève
dans le tube à une hauteur plus ou moins
grande, au-dessus du niveau de la liqueur
comprise dans le réservoir. On observe la
même chose lorsqu'on y plonge deux lames de glace ou de verre écartées l'une de
l'autre, par l'interposition d'un morceau de
papier ou d'une carte.

En répétant cette expérience avec soin,
on observe que la liqueur ne s'élève pas
uniformément entre ces deux lames ; mais
bien qu'elle affecte une espèce de courbe,
que le docteur Taylor observa le premier.
Hauwksbée s'appliqua particulièrement à
observer ce phénomène, et il crut, d'après
une suite d'expériences, que cette courbe
étoit hyperbolique.

On peut réduire à trois hypothèses principales et fondamentales, toutes celles qu'on
a imaginées jusqu'à ce jour pour rendre
raison des phénomènes des tubes capillaires.
Voici comme M. Desmarets les a présen-
tés.

La première classe comprend celles dans
lesquelles on attribue cet effet à l'inégale

pression d'un fluide, lequel agissant plus efficacement sur la masse liquide dans laquelle on plonge un tube capillaire, que sur la petite colonne de liqueur qui s'élève dans l'intérieur de ce tube, fait que les colonnes extérieures et ambiantes, deviennent prépondérantes, et conséquemment élèvent la colonne intérieure au-dessus du niveau de celles qui embrassent le tube.

Dans la seconde classe il range les hypothèses de ceux qui admettent une certaine adhérence entre la colonne de liquide, qui s'élève dans un tube capillaire, et les parois de ce tube. Cette colonne pressant moins, alors la partie du fond qui lui répond, que les autres parties du même fond ne sont pressées par les colonnes extérieures, ces dernières deviennent prépondérantes, et poussent celle qui est renfermée dans le tube, au-dessus du niveau de la surface extérieure du liquide.

La troisième comprend les hypothèses des attractionnaires, de ceux qui font dépendre ce phénomène de la supériorité de la force attractive des tubes sur celle que les molécules des liquides exercent les unes contre les autres.

Nous ne nous arrêterons pas davantage sur cet objet, regardant ces conjectures comme peu fondées ; en outre, on peut consulter l'ouvrage de M. Desmarets, et les Élémens de M. Sigaud de Lafond.

Ce seroit le moment de parler de l'eau et du feu. Tous ces objets sont traités avec autant de clarté qu'il m'a été possible dans le cours de chymie : je n'ai pas cru devoir les placer ici ; ces articles appartiennent davantage à la chymie , et ne peuvent en être séparés. Comme je n'ai pas eu l'intention de donner un traité de physique complet : que mon but a été de réunir la physique à la chymie, et de donner préliminairement une connoissance de la nature et de ses effets : il a donc été indifférent de suivre les méthodes usitées , n'ayant pas l'intention de faire des physiciens , mais plutôt de bons pharmaciens.

De l'Air, considéré comme un fluide pesant , et exerçant cette pesanteur en tout sens à la manière des liquides.

Nous devons cette connoissance particulièrement à Gassendi , ou plutôt à Toricelli son disciple ; car le premier n'avoit fait que le soupçonner. On se contentoit d'expliquer l'ascension de l'eau dans les pompes, par l'horreur du vuide : enfin , des pompiers de Florence , ayant fait une pompe qui avoit environ quarante pieds , s'apperçurent que l'eau ne montoit pas à cette hauteur, et qu'elle se tenoit constamment à trente-deux pieds; Toricelli soup-

K 2 *

conna dès-lors que cela ne pouvoit venir que d'une cause physique, et il voulut voir si l'horreur du vuide ne s'étendroit qu'à trente deux pieds, ou si cela venoit d'un po ds réel. Il mit une pompe dans du mercure, et essaya de le faire monter ; mais malgré tous ses efforts, il ne put obtenir une ascension que d'environ vingt-huit pouces, qui est en effet la hauteur qui répond à une colonne d'eau de trente-deux pieds. Il mourut dans ces entrefaites, et Pascal perfectionna cette intéressante découverte. Le baromètre alors étoit connu : il prit donc un de ces instrumens, et examina au bas de la montagne du Puy-de-Dôme en Auvergne à quelle hauteur il se tenoit, et ensuite se transporta au sommet de cette montagne. Il arriva ce qu'il avoit prévu ; le mercure baissa de quatre à cinq pouces : dès-lors il n'y eut plus de doute que no s ne dussions ce phénomène à la pesanteur de l air.

L'air pèse dans tous les sens. Le baromètre est une preuve qu'il pèse de haut en bas ; car le mercure, qui se tient à vingt-huit pouces, ne reste ainsi que par cette raison. Je suppose que l'on fasse un petit trou à la branche, le mercure descendra sur le-champ ; et voilà pourquoi on sait que les liquides homogènes, qui se communiquent par leurs bases, se mettent de niveau. Pourquoi dans le baromètre ne sont-ils pas en cet état? C'est que le poids de l'air est supporté par la branche qui est ouverte, et que l'autre ne soutient rien ; mais si l'on fait un petit trou à cette branche, le mercure se met sur-le-champ en équilibre, parce que la colonne d'air le presse également dans les deux branches du tube.

Deux hémisphères de cuivre, dont l'un est garni d'une tige et d'un robinet ; qu'ils soient adaptés à la machine pneumatique ; que l'on fasse le vuide dans leur intérieur, et que l'on ferme le robinet. Que l'on essaye ensuite de les désunir, tous les efforts seront vains : ce qui prouve que l'air pèse en toute sorte de sens. Il faudroit pour détacher ces hémisphères employer une force égale à celle qu'il faudroit pour soulever une colonne de mercure qui auroit la même base et vingt-huit pouces de hauteur : l'on doit sentir combien le poids est considérable.

Voici une expérience décisive qui prouve la pesanteur de l'air. Que ces mêmes hémisphères soient mis sous un récipient, et qu'on fasse le vuide : que par l'extrémité de ce récipient, au moyen d'un crochet préparé pour cela, on les détache ; ils cèdent sans résistance : si on laisse entrer l'air extérieur, la difficulté devient la même, et il est aussi impossible de les désunir que dans l'expérience précédente.

Une carte appliquée sur un verre rempli d'eau, prouve encore la pesanteur de l'air; que l'on retourne le verre, la carte adhère à ses parois, et empêche l'eau de s'écouler.

De l'Elasticité de l'air et de sa Compressibilité.

L'AIR est susceptible de dilatation presqu'à l'infini; il l'est de compression à un même point : mais de ces deux effets l'un se fait naturellement, et pour obtenir l'autre il faut employer des moyens mécaniques. Un pouce cube d'air remplira de lui-même toutes sortes de capacités dans lesquelles on l'enfermera, et c'est ce qui prouve son expansibilité; mais il faut employer une force pour lui faire remplir un plus petit espace, et il ne diminue qu'en raison directe du poids dont il est chargé, de même que son ressort augmente en cette proportion.

Un globe de verre équilibré à la balance hydrostatique, et dans laquelle ensuite on fait le vuide devient plus léger. Que l'on fasse l'expérience sur un globe de six pouces de diamètre, on le trouvera peser un gros de moins, preuve sensible de la pesanteur de l'air.

Un récipient est garni d'un baromètre et d'un tube recourbé, qui lui-même est garni d'un récipient renversé ; si l'on adapte à cette ouverture une plaque de cuivre d'un pouce, et qu'on fasse un peu le vuide, cette plaque se tient d'elle-même colée au récipient, preuve évidente que l'air pèse en tout sens.

Un homme peut lever par la sussion, des poids beaucoup au-dessus de ce que l'on ne sauroit imaginer ; cette force s'étend à plus de trente livres.

L'air est élastique, et voici une expérience qui le prouve. Qu'il y ait sous un récipient une vessie à moitié soufflée : si l'on fait le vuide, on voit à chaque coup de piston cette vessie se gonfler, et enfin se remplir entièrement. Voici ce qui se passe : la machine n'agit pas réellement sur l'air contenu dans cette vessie, mais en raréfiant celui qui est sous le récipient, elle rompt l'équilibre, et celui qui est dans la vessie, se trouvant avoir plus de ressort et de densité, s'étend en cette proportion, et occupant pour-lors plus d'espace, est obligé d'étendre cette vessie. Une autre expérience inverse. Cette expérience se fait au moyen de la machine de compression. Qu'une vessie bien tendue soit sous cette machine ; que l'on fasse agir les pompes, ou la voit devenir flasque et molle : ce fait n'a pas besoin d'explication, on sent assez que plus on a accumulé d'air dans le récipient et plus celui de la vessie se trouve pressé, et

K 4

occupant un moindre espace ; elle doit le détendre. Il y a quelques physiciens qui ont prétendu le réduire à un volume 1300 fois moindre qu'il occupoit primitivement.

Autre preuve de son élasticité : que l'on mette sous un récipient un grand gobelet et au fond une vessie à moitié pleine ; que l'on charge cette vessie d'un poids, et que l'on procède à faire le vuide, on verra après quelques coups de piston qu'elle se dilate et qu'elle se soulève.

Qu'un œuf percé par un bout et adapté à une pince, soit mis sous un récipient ; que l'on fasse le vuide, la matière de l'œuf sortira par le trou. Cela vient de l'air qui est dans cet œuf qui se dilate, et par cette pression fait sortir ainsi le liquide de l'œuf. Mais si on laisse rentrer l'air, et que l'on fasse le vuide de nouveau, celui qui est rentré dans l'œuf acquiert alors une plus grande expansion, et on voit sortir le reste de cette matière avec une grande vîtesse. Si ensuite, au moyen d'une tige, on plonge cet œuf dans le verre qui a retenu cette matière, et qu'on laisse rentrer l'air, dans le même moment on la voit reprendre une autre route et rentrer dans l'œuf d'où elle étoit sortie.

Une pomme flétrie mise sous le récipient devient fraîche par la même raison, et lorsqu'on rend l'air, elle reprend son premier état.

Le poisson et l'oiseau démontrent encore l'élasticité de l'air Le premier a reçu de la nature différens moyens d'agir : ses moyens physiques sont sa vessie, qu'il resserre ou dilate à son gré, et par ce double emploi monte et descend ; sa queue, qui est très-musculeuse, lui sert à prendre un point d'appui contre l'eau. L'oiseau a tous ses muscles disposés pour monter, ses autres mouvemens se font par des élans. Ces deux choses pouvant donner matière à une très-longue discussion, je m'écarterois du but que je me suis proposé, si je l'entreprenois : je la réserve pour un autre objet.

De l'Ecoulement des eaux.

Les liquides pesant en raison de leur base et de leur hauteur : s'il y en a de renfermées dans un vase, et que l'on adapte des robinets à différentes hauteurs, l'écoulement se fera avec une vîtesse proportionnée à cette hauteur. Supposons une caisse de quarre à cinq pieds de hauteur et d'un pied de base ; qu'elle soit assise sur cette base, et qu'on la remplisse d'eau par l'autre extrémité, la base portera un cube d'eau de cinq pieds de hauteur et d'un pied carré : si l'on dispose lattéralement à cette caisse des robinets de six pouces de distance les uns des autres, dont la direction soit horizontale ; si on ouvre le premier robinet du haut, et qu'on examine la nature du jet qu'il présente, on verra qu'il décrit bien sensiblement une parabole, dont le sommet est à l'adjutage. Voyons de quelle manière cela s'opère. On sait que les fluides pèsent en tout sens, le robinet qui est à six pouces du bord supérieur, est donc chargé d'une colonne d'eau de cette hauteur ; lorsque l'on tourne le robinet, l'eau s'écoule avec une vîtesse proportionnée à la pression que lui font éprouver les colonnes superposées. Pour rendre cette expérience sensible, divisons cette hauteur par pouces ; il y en a six : nous considérerons ce nombre comme la vîtesse d'impulsion. Examinons maintenant ce que l'eau éprouve en sortant du robinet ; elle est soumise à deux forces, celle d'impulsion et celle de sa gravitation qui ne l'abandonne jamais. On sait qu'un corps, mu par deux puissances, parcourt la diagonale relative à ces puissances. L'eau qui sort du robinet suit exactement cette loi : elle a six de mouvement impulsif en sortant ; mais cette vîtesse se trouve bientôt consumée, et celle de sa gravitation augmentant toujours, elle finit par entraîner l'eau à elle seule, et la ramène bien vîte à-peu-près à la perpendiculaire. Si on ouvre un robinet à dix-huit pouces plus bas, ce qui donnera vingt-quatre de vîtesse, on aura une parabole dont l'amplitude sera beaucoup plus grande que la première. Il

est cependant possible que ces deux para-
boles se coupent, mais la première coupera la seconde avant que celle-ci ait atteint
sa chûte perpendiculaire ; ce qui peut-être
n'arriveroit jamais géométriquement.

Du Baromètre et de sa construction.

L E baromètre est un de ces instrumens
dont l'utilité est généralement reconnue,
tant pour mesurer les différentes tempéra-
tures de l'air que celles des hauteurs de la
terre relativement au niveau de la mer.
C'est à Toricelli et à Pascal que nous devons cette précieuse découverte et sa perfection. Il est la preuve la plus évidente
que les liquides pèsent en raison de leur
hauteur et de leur base. Voici comme on
peut entendre sa construction et ses effets.
Imaginons un homme avec un tube de
verre recourbé au-dessus des limites de l'atmosphère, qu'il y ait quatorze ou quinze
pouces de mercure dans chaque branche ;
si, lorsqu'il est dans cette situation, il
ferme une des branches de ce tube, le mercure est pour-lors en équilibre. Si cet homme
descend, à mesure qu'il s'approchera de la
terre, il verra monter le mercure dans la
branche fermée, et enfin, lorsqu'il sera arrivé à sa surface, le mercure sera monté
dans cette branche de vingt-huit pouces. On
peut donc conclure delà qu'il y a équilibre

entre toute la hauteur de l'atmosphère et vingt-huit pouces de mercure, puisque deux liquides, qui ont communication entre eux par deux branches recourbées de cette manière, se tiennent à une hauteur respective à leur densité. Si l'on met dans le premier tube du mercure et de l'eau, le premier s'élevera à un pouce au-dessus de son niveau ; si l'on met quatorze pouces d'eau dans l'autre jambe, on verra aisément le rapport qu'il y a entre ces deux substances. Ce procédé est très-commode pour mesurer la pesanteur spécifique qu'ont deux liqueurs immiscibles.

Pour construire un baromètre ordinaire, il faut avoir un tube de verre calibré, le fermer par un bout à la lampe ; y verser environ un pouce de mercure bien purifié. On chauffe d'abord doucement le mercure, et on vient à le faire bouillir. Cette opération sert à chasser l'air qui se trouve disséminé dans le mercure : on répète ceci assez de fois pour remplir le tube. Lorsqu'il l'est, on le renverse dans une cuvette dans laquelle on en a mis ; on l'attache ensuite à ce tube, et on fixe le tout sur une planche.

Il y a une infinité d'espèces de ces instrumens, mais ceux qui méritent la préférence ce sont les baromètres à cadran, ceux qui sont suspendus et qui portent une cuvette, celui à compression, imaginé par M. Charles. Il seroit très-difficile de faire une description de ces différens instrumens, qui sont d'ailleurs assez connus. Il faut observer le plus que l'on peut la ligne de niveau du mercure. Beaucoup de gens ont cherché à perfectionner cet instrument soit en le rendant plus sensible ou plus exact. M. Aminton a imaginé un instrument ingénieux ; c'est un tube conique de cinq ou six pieds de longueur, fermé par un bout, le mercure dans ce tube a de très-grandes excursions, et il se tient, au moyen de cette connexité, à des hauteurs bien différentes en raison des différentes impressions de l'air. La cause qui fait monter le baromètre est, comme on sait, la différente pesanteur de l'atmosphère ; mais les effets variés qui résultent de cette cause, prouvent que l'on pourroit bien apprécier cette pesanteur, mais non indiquer précisément ce qu'elle présage. Pluie ou vent s'exprime par la même hauteur ; c'est cependant dans la nature un effet bien différent. Voici à-peu-près la cause de toutes les variations, qui sont purement un effet hydrostatique. Lorsque le vent souffle du nord, le baromètre ordinairement hausse, et cela vient de ce que l'air partant d'une région plus froide est condensé ; passant ensuite dans une qui est plus chaude, il se dilate et fait un ressort beaucoup plus grand. Les limites de l'atmosphère sont peut-être en ce moment augmentés ; il est toujours sûr que c'est l'une

de ces causes, ou le ressort, ou la pesanteur, et il y a même beaucoup à présumer
que toutes deux concourent à cet effet.
Le contraire arrive lorsque le vent souffle
du midi, et cela par une raison inverse ;
l'air nous vient d'une région où il est plus
dilaté, et il se condense en entrant dans nos
climats.

Il y a encore une autre raison qui peut
contribuer et même opérer seule ces phénomènes : lorsque le vent souffle très-fort,
il exerce une force latérale qui pourroit
très - bien contribuer à diminuer cette perpendiculaire. Il en arrive de même aux gouttes de pluie qui se trouvent transportées
très-loin, et dont la gravité est sensiblement
diminuée.

M. Curaudeau, pharmacien distingué,
résidant à Vendôme, a imaginé, d'après
ces principes, d'établir un instrument qui
indiquât non - seulement les différentes pe-
santeurs de l'air, mais aussi les différentes
sortes de vent. Cet instrument d'une forme
particulière perdroit infiniment dans sa description. Voulant ajouter à sa perfection,
j'en ai construit plusieurs à - peu - près sur
les mêmes principes ; leur marche en est
exacte : j'y ai réuni deux thermomètres de
comporaison Il y en a un dans le cabinet
de M. Bayer, physicien, aux Menus-plaisirs,
rue Bergère, que l'on pourra voir et consulter.

Du Thermomètre.

CET instrument intéressant pour les observations météorologiques, est principalement fait pour apprécier les différens degrés de chaleur dont l'air est affecté. Il y en a de plusieurs espèces, tel que celui fait avec l'esprit de vin et avec le mercure : on leur donne encore des formes différentes, tantôt en sphère, tantôt en cylindre ou en spirale. La sphère est préférable, parce qu'elle contient sous les mêmes surfaces une plus grande solidité ; et relativement à cela, la dilatation du verre devenant fort peu de chose. Voici la construction de cet instrument : il faut d'abord avoir un tube de verre calibré, on le chauffe à la lampe d'émailleur ; on accumule une partie de la matière qui le compose en une petite boule, que l'on fait rougir et que l'on souffle ensuite ; il se forme au bout du tube une petite sphère, que l'on remplit ensuite d'esprit de vin coloré. On fait chauffer cette boule, l'air intérieur se raréfie ; et quand il est dans cet état, on plonge l'extrémité du tube dans la liqueur, et l'air qui se condense, occupant moins de place, permet à l'air de l'atmosphère de chasser cette liqueur dans le globe. Il n'en est pas cependant rempli entièrement. On chauffe de nouveau cette boule, et lorsque l'on voit l'esprit de vin réduit en vapeurs,

on le plonge de nouveau, et il se remplit
en totalité ou à-peu près. Lorsqu'il y reste
une petit bulle d'air, pour l'en chasser on
employe un moyen bien simple et bien ingénieux. On imprime, au moyen d'un fil,
un mouvement de rotation au tube; la liqueur, par ce mouvement, se porte à la
circonférence, et la bulle d'air se trouve
chassée. Pour rendre ensuite cet instrument
comparable, on met de la glace pilée dans
un vase, on le remplit en partie d'eau, et
on y plonge le thermomètre; l'esprit de vin
se condense, et on part de ce terme pour
zéro. On ferme hermétiquement le tube par
le haut, et ensuite on le plonge dans l'eau
bouillante; cette manière est de M. Charles.
Dans celui de Réaumur, il est purgé d'air
et fermé, ce qui l'empêche de mesurer exactement le terme de l'eau bouillante: cet effet a lieu à une très-petite chaleur dans
le vuide, ce que l'on prouve en mettant de
l'eau échauffée à quarante-cinq degrés sous
la machine pneumatique, car il se fait alois
une ébullition très-forte. On doit donc préférer ceux où l'air est enfermé; cette ébullition devenant d'autant plus difficile que
cet air acquiert plus de ressort. On ne peut
pas douter que cet instrument n'ait un effet
semblable à l'autre, puisque les liquides
sont incompatibles.

Pour voir si un tube est bien calibré, on
y fait entrer un pouce de mercure, que l'on
fait

fait glisser dans toute sa longueur , en mesurant avec un compas ; on voit son inégalité par celle que le mercure occupe.

On fait aussi des thermomètres de métal, ils sont même plus sensibles que les autres , étant meilleurs conducteurs de la chaleur. Il nous reste à dire une particularité du verre que l'on tire à la lampe d'émailleur.

Si l'on chauffe un tube et qu'ensuite on tire l'extrémité , il s'allongeraen un fil très-fin et restera cependant creux. Il faut, tandis qu'il est rouge, le tirer rapidement ; c'est de cette manière que l'on fait les aigrettes , qu'on tire avec un rouet.

De l'Hygromètre.

Si la température et le poids de l'air sont continuellement exposés à des variations qu'il est important de connoître et d'étudier avec soin, il en est de même de son état de sécheresse et d'humidité. Egalement susceptible d'une multitude continuelle de variations, qui influent au - delà de ce qu'on pourroit imaginer, sur les fonctions de l'économie animale, et même sur les autres propriétés de l'air , il est également important d'y avoir égard, et d'étudier avec le même soin, pour ne pas dire avec un plus grand soin, tous les changemens qui surviennent à sa sécheresse et à son humidité.

Lorsqu'on veut, par exemple, juger de la dilatation de l'air, occasionnée par une extrême chaleur, il est de la dernière importance de connoître auparavant le degré d'humidité qui règne dans l'atmosphère. Sans cette précaution, on attribueroit à l'air même ce qui ne devroit être attribué qu'à la dilatation des vapeurs. C'est au défaut de cette connoissance qu'on doit rapporter la variété des sentimens qui partagèrent anciennement les physiciens sur la raréfaction de l'air, occasionnée par une chaleur égale à celle de l'eau bouillante. Les uns prétendoient que ce degré de chaleur raréfioit l'air, au point de lui faire occuper une espace dix fois plus grand ; d'autres restreignirent cet espace à huit, quelques-uns à trois, et même à deux : mais lorsqu'on eut fait cette expérience dans un tems fort sec, tous s'accordèrent entre eux, et on jugea alors que la chaleur de l'eau bouillante ne raréfioit l'air que d'un tiers.

On attribue l'honneur de cette invention au célèbre Morgagni ; mais cette prétention ne paroît pas absolument fondée, et nous ne pouvons assurer qu'il fut le premier des physiciens qui imagina de construire un hygromètre. Ce qu'on peut regarder comme certain à cet égard, c'est qu'on doit l'ori-

gine de ces sortes d'instrumens aux premières observations suivies qu'on fit sur
l'humidité qui saisit, en certain tems, les
marbres, les pierres : on les doit encore aux
différens degrés de relâchement qu'on remarqua, dans des tems d'humidité, dans
les fibres animales ou végétales, qui avoient
été tendus auparavant, telles que les peaux
des tambours, les chassis de papier : on les
doit encore à ces renflemens sensibles que
l'humidité excite dans les bois des portes,
des fenêtres, etc.

Les hygromètres dont on a fait usage jusqu'à présent, excepté celui de M. Duluc,
présenté à la société royale de Londres en
1773, et couronné par l'ncadémie d'Amiens
en 1774, sont tous fort éloignés du degré
de perfection qu'ils devroient avoir, pour
qu'on puisse compter sur leurs indications.
Ne les croyant pas assez utiles pour en donner la description, je ne ferai qu'énoncer
les auteurs qui s'en sont occupés.

L'hygromètre du père Magnan est un des
plus anciens qui soient parvenus à notre connoissance.

M. Sturne, connoissant parfaitement le
défaut de l'instrument du père Magnan, en
imagina un autre.

Le père Mersenne, les académiciens de
Florence et Desaguilliers se sont tous occupés à perfectionner cet instrument ; mais
on a reconnu qu'ils ne faisoient simplement

qu'indiquer le plus ou le moins d'humidité
de l'air ; et on conçoit aussitôt combien
ces sortes de machines nous deviennent inutiles, par la multitude de moyens naturels
qui peuvent nous satisfaire également à cet
égard.

L'hygromètre de M. Duluc est incomparablement plus parfait et plus exact que
tous ceux que nous venons de faire connoître, et si on peut lui reprocher encore
quelque légers défauts d'exactitude, on ne
peut disconveuir qu'il mérite la préférence
sur tous les autres, mais principalement
pour le génie qui brille dans sa constructiou.

Cet instrument est fait d'un cylindre creux
d'ivoire, de 3 pouces de longueur et de trois
seizièmes de ligne d'épaisseur ; il s'adapte
à un tube de verre bien calibré : le cylindre
et une partie du tube sont remplis de mercure, de la même manière que le thermomètre ; et c'est par la marche de la colonne
de mercure, dans l'intérieur du tube, qu'on
juge des degrés de sécheresse et d'humidité
qui règnent alternativement dans l'atmosphère. Voilà en général l'idée de cet instrument, qu'on trouvera exposée plus au long
dans deux mémoires de l'auteur, imprimés
dans le cinquième volume du *Journal de
physique* de M. l'abbé Rozier.

DES ÉMANATIONS AËRIENNES.

Air fixe ou sélénite.

CET air se produit de différentes manières, et on le tire de différens corps des
trois règnes ; mais la plus grande quantité
s'en trouve dans les terres calcaires, telles
que les crayes, les marbres, etc.

Toutes ces terres font effervescence avec
les acides, et c'est ce moyen qu'on employe ordinairement : quoiqu'on puisse employer aussi la fermentation et la combustion ; mais l'un de ces moyens est trop
long et l'autre trop prompt.

EXPÉRIENCE. Une bougie allumée s'é-
teint dans l'air fixe.

Nous donnerons donc le nom d'air fixe
à tout air qui ne pourra entretenir ni la
vie ni les combustions, et nous laisserons
pour la partie de la chimie le soin d'examiner plus scrupuleusement les différences
qui existent entre les diverses espèces
d'air fixe. Je ne traiterai donc dans cette
partie (*Émanations aëriennes*) que de l'air
fixe, de l'air vital, déphlogistiqué ou oxigène, et de l'air inflammable. Les autres,
tenant tout-à-fait à la chimie, je n'en parlerai

que dans cette partie. Je reviens à l'air fixe.

Cet air est beaucoup plus lourd que l'air de l'atmosphère, comme on en est convaincu par l'expérience connue, qui prouve qu'un air fixe contenu dans un vase, passe dans un autre vase par son propre poids.

Nous ne devons pas douter d'après cette expérience que l'air fixe cherche les endroits les plus bas, aussi peut-on remarquer aisément qu'une bougie allumée brille un peu moins dans une cave que dans un lieu plus élevé.

L'air fixe a beaucoup d'affinité à se joindre à l'eau ; on verra dans l'instant que si on en fait passer dans un vaisseau où on a laissé de l'eau, et que l'on agite le tout, ayant soin de le boucher avec un morceau de vessie ; on verra, dis-je, que l'ouverture du vaisseau rentrera dans l'intérieur d'une manière très-sensible, parce qu'une partie de cet air fixe se sera mêlée avec l'eau.

L'air fixe se mêle donc avec l'eau.

Il est nécessaire pour bien faire entendre cette expérience, de dire un mot sur les effets de l'air, considérés physiquement et non chimiquement, c'est-à-dire, de considérer ses effets en masse, et non de faire l'analyse de ses différentes combinaisons. Il faut savoir aussi que tous les airs possibles, forment équilibre entre eux, malgré leur inégalité de poids. Ceux qui sont lourds, tels que tous les airs fixes, reparent, par leur densité, ce qui leur manque en densité ; mais plus ou moins ; la qualité distinctive des émanations aëriennes est toujours l'élasticité.

L'air de l'atmosphère se répand par-tout, et par ce moyen il n'y a point de vuide dans la nature. Nous portons sur notre tête une colonne d'air, dont le poids égale une colonne d'eau qui auroit trente-deux pieds d'élevation, et dont la base seroit égale au volume de notre tête. Si nous ne nous appercevons pas de cette énorme pesanteur, c'est parce que l'air environnant forme l'équilibre parfait. S'il étoit possible de rompre cet équilibre, en soustrayant l'air qui environne un corps quelconque, on verroit dans l'instant la colonne d'air supérieure devenir prépondérante et anéantir ce même corps.

Avant que d'agiter le vaisseau où est l'air fixe (*expérience précédente*), il faisoit équilibre avec l'air de l'atmosphère ; mais une partie s'étant mêlée avec l'eau par l'agitation, l'équilibre a été rompu, et l'air de l'atmosphère devenant prépondérant, a fait rentrer la vessie dans l'intérieur par la force avec laquelle il tend à rentrer dans le vase pour remplacer l'air fixe soustrait par l'eau. Il seroit impossible qu'il n'y eût pas rup-

ture d'équilibre dans cette expérience, puisque la partie d'air fixe qui se mêle à l'eau,
changeant de nature à l'instant du mélange,
et perdant absolument toute son élasticité,
remplit tous les pores de l'eau, sans augmenter sensiblement son volume; on conçoit que ce volume d'eau n'étant pas alors
à beaucoup près augmenté dans le rapport
de la diminution de l'air, il se produit un
vuide, qui rend l'air extérieur prépondérant.
D'ailleurs, on peut très-aisément s'assurer
de la quantité d'air fixe mêlé à l'eau, en
la pesant avant et après l'expérience : l'augmentation du poids est très-sensible.

En goûtant de cette eau, on y trouvera un
goût acide, qu'elle ne doit qu'à l'union de
l'air fixe avec elle.

C'est à cette union que sont dues toutes
espèces d'eaux minérales. L'air fixe est un
des plus grands dissolvans de la nature ; et
mêlé avec de l'eau, il dissout les métaux.
Voyons-en la preuve. Que l'on verse sur de
la limaille de fer de l'eau acidulée d'air
fixe, cette eau acquierra le goût de l'eau
minerale de Passy, et en aura toutes les
propriétés.

Cette découverte a fait un peu de tort à
certaines eaux minérales. On a vu qu'on
pouvoit très - facilement chez soi répéter
cette production de la nature ; et en effet,
on fait maintenant toutes les eaux minérales, et à très-peu de frais. L'expérience a

fait voir qu'elles étoient aussi bonnes que celles que l'on prend sur les lieux , et l'on ose presqu'assurer qu'il est possible d'en faire de meilleures. Voici pourquoi : on décompose telle ou telle eau minerale , on y trouvera tel ou tel principe excellent pour une maladie , mais en même tems tel autre qui peut y être contraire ; ainsi donc en la décomposant nous - mêmes , nous éviterons , avec grand soin , d'y joindre ce principe dangereux , et nous soulagerons plus sûrement le malade.

On voit que si cet air fixe est mal sain à respirer , on sait au moins en tirer de grands avantages , en le faisant passer en nous par tout autre moyen que celui de la respiration.

On s'en sert aussi quelquefois avec succès pour guérir des blessures dangereuses , par la raison que ces mêmes blessures n'empirent qu'en raison de l'abondance d'air fixe qu'elles lâchent : alors l'air rendant à la partie affectée ce que la nature lui faisoit perdre , fait bientôt disparoître la plaie. D'ailleurs , si l'air fixe est contraire à la respiration , ce n'est point qu'il agisse en nous , comme feroit un poison , mais simpliment parce qu'il bouche les conduits par lesquels nous puisons l'air salubre de l'atmosphère.

L'air fixe est fort acide , et par cette raison il altère toutes les couleurs végétales. Les acides ayant une très-grande affinité à se joindre avec les alkalis, il paroît très-simple d'employer ces derniers pour secourir quelqu'un affecté par l'air fixe, soit des fumiers, soit des fosses ou puisarts.

Que l'on mette un oiseau dans de l'air fixe, il tombera sur-le-champ en asphixie, et il ne reviendra qu'en lui occasionnant de légères titillations, ou en lui faisant respirer de l'ammoniac ou alkali volatil fluor.

Il y a à Naples une caverne à qui l'on a donné le nom de caverne du chien ; il s'y élève à un ou deux pieds de hauteur une lame d'air fixe qui, par son poids, reste en cette situation, et qui est vicié par celui qui est au-dessus d'elle. Un homme peut y entrer sans danger, mais s'il mène un chien avec lui, il y meurt en peu de temps. En voici la raison : ce chien est plongé entiérement dans cette couche d'air, qui n'est nullement propre à la respiration ; au contraire, l'homme en respire qui est salubre, et voilà la différence qui en résulte.

L'air fixe se combine parfaitement avec l'alkali, et forme un sel ammoniac méphitique ; il passe au travers du vinaigre distillé sans y éprouver d'altération ; mais au contraire, il se combine très-bien avec l'eau (une pinte d'eau peut absorber deux pintes d'air fixe), et c'est une des choses, comme nous l'avons vu, qui influe le plus dans les eaux minérales.

Le fer s'y décompose ; ce qui n'a pas lieu dans l'eau de pluie, ni dans l'eau distillée.

L'air fixe qui est dans l'atmosphère, est une des raisons qui occasionne la rouille du fer.

Si l'on met dans un vase la hauteur de deux doigts d'eau de chaux très-claire, et si l'on verse dessus un peu d'eau saturée d'air fixe, l'eau se brouille sur le champ et devient comme du lait ; mais si l'on continue de verser de cette eau, pour lors l'acide devient en plus grande quantité en proportion, et la transparence se rétablit. Il en est de même en y versant un peu d'acide. Si on met également de l'eau de chaux dans un vase, et qu'on souffle avec un chalumeau dans cet air, on en trouble la transparence.

De l'Air inflammable.

On vient de voir que l'air fixe se tiroit plus généralement des terres calcaires, au moyen de l'effervescence qu'elles produisent avec les acides. Le même procédé peut avoir lieu pour obtenir l'air inflammable ; mais on peut cependant en avoir par une autre voie, qui est la combustion.

Si l'on renferme dans une cornue bien luttée, garnie d'un appareil propre à recueillir l'air, et que l'on mette successivement dans cette cornue toutes sortes de matières combustibles, telles que l'huile, la cire, le suif, la résine, les graisses, même le charbon ; que l'on pousse le feu à un certain degré, on obtiendra d'abord de la plupart de ces choses un flegme ou une huile, et souvent l'un et l'autre. Il s'exhalera ensuite une vapeur transparente, élastique, qui aura tous les principes de l'air. Cet air se divise en deux classes, l'un qui est soluble dans l'eau, et l'autre insoluble. On obtient le premier en mettant de l'esprit de vin dans une fiole, garnie d'un tube recourbé. Si, lorsque cet esprit de vin est en ébullition, on approche une bougie de l'extrémité du tube, on voit sur le champ une belle flamme bleue. Si on tente de faire passer cet air au travers l'eau, pour l'introduire dans un vase, il n'y arrivera jamais; cette vapeur se convertissant en flegme, se confond sur le champ avec l'eau. Si, au contraire, on fait passer cette vapeur au travers d'un canon de fusil, placé dans un brasier ardent, cet air se combine en passant dans le canon avec celui qui se dégage du fer, et par-là devient insoluble dans l'eau. Il conserve dans l'inflammation une qualité particulière, qui est la couleur bleue. C'est peut-être ce qui a occasionné une dispute entre les savans, qui étoit de savoir si c'est le fer qui donne l'air inflammable, ou si c'est l'acide. Il y a d'excellentes raison

pour l'un et pour l'autre de ces systêmes.
Il pourroit bien venir de ce dernier, puisqu'il est composé de soufre, qui, comme
on sait, est très-inflammable : de l'autre
côté, il peut se tirer du feu, qui dans le
moment de la décomposition que lui fait
éprouver l'acide, lâcheroit, comme on di-
roit autrefois, son phlogistique, qu'il
possède en grande quantité. Ce n'est point
à nous à discuter ces effets, ou plutôt ces
causes, qui pourroient bien être toutes deux
réunies.

Cet air ne peut brûler seul, de quelque
nature qu'il soit ; il a toujours besoin d'être
mêlé d'environ deux tiers d'air atmosphérique. Voici une expérience qui le prouve
Si l'on renverse un vase un peu long ,
rempli d'air inflammable tiré du fer, et que
l'on y mette le feu, il se fera une petite
explosion ; mais l'air que contenoit le vase
n'est pas brûlé, et il brûle lentement à l'orifice inférieure. Si l'on enfonce une bougie
dans le vase, elle s'éteindra en y entrant,
et elle se rallumera en sortant. Ce qui nous
prouve incontestablement, que cet air a
besoin d'air atmosphérique pour produire
l'explosion ; et elle est d'autant plus parfaite
et plus forte, que le mélange est plus dans
la proportion qui convient. Voyons maintenant d'où vient le coup que l'on entend.
On est d'abord porté à croire que c'est l'air
qui se trouve frappé ; c'est une erreur : ce

son est produit par la rentrée de l'air dans le vuide ; et ce qui prouve sans réplique que ce n'est pas l'inflammation de l'air qui opère cet effet; c'est qu'o nn'a qu'à fermer le pistolet de Volta, et avec l'étincelle électrique y mettre le feu, l'inflammation se fait intérieurement sans aucun bruit. Si l'on plonge dans l'eau cet instrument, et qu'on l'ouvre en ce moment, il entre autant d'eau dans son intérieur, qu'il y avoit de matière inflammable.

De tous les moyens les plus propres pour se procurer de bon air inflammable, et en grande quantité, c'est celui où l'on emploie l'acide vitriolique avec le fer ; mais il faut garder les proportions pour bien réussir. On doit prendre un vase plus grand qu'il ne faut pour contenir la matière, mettre dans le vase à-peu-près douze parties d'eau contre deux d'acide et une de limaille. Il faut commencer par mettre l'eau, ensuite l'acide, et le fer en dernier lieu. Si on dérangeoit cet ordre, il en résulteroit de grands inconvéniens. L'air que l'on obtient de cette manière, est dans le rapport de 9 à 15.

On compose avec l'éther une espèce d'air inflammable assez singulier. Il ne s'agit, pour cela, que de mettre quelques gouttes de cette liqueur dans une bouteille de gomme élastique, la tenir un moment dans la main; comme elle se volatise aisément, elle se réduit par cette seule chaleur en air; on

presse un peu cette bouteille dans l'embouchure d'un pistolet de Volta, et avec l'é-
tincelle électrique on produit une explosion
très-forte. Il faut prendre garde de mêler
de cet air avec le gaz oxigène ; car on lui a vu
rompre des vases d'airain très-forts Toutes
les essences peuvent faire de l'air inflammable, et elles font connoître les différentes matières dont elles sont sorties, par la
diversité des couleurs en brûlant, ou par
leurs diverses odeurs.

Il y a encore une espèce d'air inflammable,
que l'on nomme *air natif*; on le tire des
marais et endroits fangeux, et c'est ce qui
rend mal sains les endroits où il y en a beaucoup : il est la cause de plusieurs maladies.
Il se produit encore un phénomène assez
singulier de la combinaison de cet air avec
l'air phosphorique, et c'est ce qu'on appelle
populairement *feux folets*. On sait que les
airs se dégagent par la combustion, l'effervescence et la fermentation ; lorsque cette
dernière a lieu, particulièrement sur des matières animales, il se produit ; ce que l'on appelle *l'air phosphorique*. Cet air a la propriété de s'enflammer à une très-petite chaleur : lorsque par quelques circonstances il
se joint à l'air natif, il se fait des trainées
de feu qui épouvantent ordinairement les
voyageurs, et dont le physicien instruit
admire les effets.

Tous les airs dont nous venons de parler,
ont des densités différentes ; mais leur den-

sité sont toujours réciproques à leur élasticité ; ce qui établit leur équilibre avec l'air atmosphérique. L'air inflammable est à celui de l'atmosphère comme 6 à un ; son élasticité est en raison inverse de ce dernier, et il faut un poids semblable pour les comprimer également.

Il faut pour un pied cube d'air inflammable 27 onces d'eau, 6 onces 6 gros d'acide, et 2 onces de fer ; en supposant qu'il n'y ait rien de perdu ; ce qui est très-difficile.

Les bulles de savon insufflées avec une vessie remplie d'air inflammable, se font et se dissipent sans bruit. Cet effet nous prouve que cette combustion n'est que successive, quoiqu'elle paroisse instantanée, c'est-à-dire, que l'air inflammable que les bulles renferment, ne se mêlant que successivement à l'air de l'atmosphère, occasionne une combustion lente, qui laisse rentrer paisiblement l'air environnant dans le vuide ; ce qui est produit par l'inflammation de la bulle.

Cette expérience fut faite pour la première fois par le docteur Chaussier, en 1781, à Londres. M. Charles, en la répétant, avant que l'on eût entendu parler d'aucun ballon, fit l'observation que par ce moyen simple un homme pourroit, quand il voudroit, s'élever dans l'atmosphère, si l'on pouvoit trouver une enveloppe assez légère, assez forte et assez imperméable

pour

pour retenir l'air inflammable. Les circonstances ne lui permettant pas de faire les frais
nécessaires pour une pareille expérience,
il se contenta de regarder la chose comme
faite, puisqu'elle étoit possible.

On sait à quel point l'air inflammable a
exalté toutes les têtes, depuis la découverte
de M. Montgolfier. Il est inutile d'en parler.
Je dirai seulement un mot sur la direction
des globes.

Il n'y a presque personne qui n'ait essayé
de trouver cette direction. Il y a eu des
milliers de projets, tous plus insensés les
uns que les autres ; mais personne n'a cru se
tromper, et tous cependant étoient dans l'erreur ; comme cela est assez facile à prouver.
Un homme agit avec une force constante
de 29 livres. Un aérostat quelconque, pour
enlever deux hommes, ne peut avoir moins
de 26 pieds de diamètre ; c'est à-peu-près
la surface résistante. Si, lorsqu'il fait du
vent, deux hommes tiennent sur le côté
cette surface, leurs efforts seront vains
pour la retenir Une expérience très-fami-
lière, nous prouve combien la force de l'air
est puissante. N'a-t-on pas quelquefois beaucoup de peine à retenir un parapluie, quand
le vent est un peu violent ? Nous ne dirons
rien ici du lieu où l'on adapte la puissance qui ne peut produire que des oscillations, au lieu d'une traction réelle. Quand

Tome I.   M

même on trouveroit le moyen de vaincre le vent, ce ne seroit qu'en s'exposant à des dangers imminens. Ainsi l'on peut mettre la direction des globes au rang de tous ces problêmes chimériques, qu'il est impossible de résoudre.

De l'Air pur, ou Gaz oxigène.

Il est tems, enfin, de parler en particulier de cette partie si pure, si salubre de l'atmosphère, que l'on nomme air déflogistiqué, air pur, ou gaz oxigène. Il est le principe de la vie; sans lui tous les êtres vivans, et même les végétaux, n'existeroient pas un moment. Nous pouvons donc le regarder comme un des plus grands bienfaits de la nature; c'est lui qui donne l'activité et le mouvement à l'univers.

Cet air se fait avec l'acide nitreux combiné avec le mercure, comme nous le verrons dans le quatrième volume, article *Acide nitreux*. Ces deux substances poussées à une chaleur convenable, donnent le précipité rouge; l'alkali fixe végétal reste dans la cornue avec l'air nitreux, et on peut dégager, enfin, ce dernier par un autre préparation chimique.

Le docteur Ingenhousz, dans sa *Statique des végétaux*, parle d'un moyen ingénieux pour obtenir de l'air déflogistiqué sans feu; il consiste à plonger des feuilles fraiches dans un récipient rempli d'eau, et d'exposer le tout à l'ardeur du soleil ; mais la manière la plus avantageuse est de retirer cet air de la manganèze pure ou du nitre.

Iere. EXPÉRIENCE. Mêler de l'air déflogistiqué avec de l'air fixe tiré de la craie, et y plonger une bougie.

On voit qu'une bougie y brûle aussi bien que dans l'air de l'atmosphère. On peut donc induire delà que l'on a saisi la théorie de la nature, et cette expérience pourra répandre de la clarté sur tout ce que nous avons à dire à ce sujet.

Dans les expériences sur l'air inflammable, nous avons mêlé un tiers de ce dernier avec deux tiers d'air atmosphérique ; et, en raison de ce mélange, on a eu une inflammation très-subite et une détonation. Connoissant à présent la composition de l'air de l'atmosphère, nous devons voir qu'il y avoit nécessairement dans cette combinaison des parties qui, ne servant point du tout à la combustion, devoient y nuire. Aussi verrons-nous que si nous répétons l'expérience en ne mêlant que de l'air pur avec de l'air inflammable, nous aurons une combustion beaucoup plus prompte, et par conséquent une détonation beaucoup plus forte.

M 2

II. Expérience. Air inflammable mêlé d'air pur.

L'énergie de ce bruit ne vient absolument que de la justesse du mélange, qui se brûle alors en son entier. On est obligé dans ce cas de changer le calcul des mélanges, et un tiers d'air pur suffit pour deux tiers d'air inflammable.

On connoît les effets de l'explosion de la poudre à canon; mais peut-être ne conçoit-on pas exactement le rapport de cette explosion avec notre expérience ; mais examinons la composition de cette poudre, nous trouverons qu'elle est formée de charbons, de soufre et de nitre, dans des combinaisons étudiées pendant long - tems, et dont on ne s'écarte maintenant plus. Le charbon et le soufre nous donnent l'air inflammable , et le nitre nous donne l'air pur ; ces deux airs n'y resident pas dans leur état élastique, ainsi qu'on peut le penser ; puisque, comme nous l'avons dit, il seroit impossible qu'une quantité d'air aussi grande que celle que contient la poudre, pût rester paisiblement dans un si petit volume. Ils ne reprennent donc cet état élastique qu'au moment de l'application du feu, et alors l'énorme dilatation qu'ils éprouvent, fait réfluer l'air de l'atmosphère dans les colonnes collatérales en un instant inappréciable, et sa rentrée à sa place produit le bruit que nous entendons. Ces effets sont si prompts qu'il n'y a personne qui ne les croit instantanés.

C'est aussi cette énorme dilatation de la poudre qui produit le reculement des armes à feu : on conçoit que, dans le moment de son expansion, elle prend un point d'appui considérable sur l'air de l'atmosphère, et ait nécessairement reculer l'arme.

III. EXPÉRIENCE. Une bougie brûlant dans l'air pur.

Cette expérience avoit donné occasion à une conjecture que beaucoup de savans trouvoient fondée. La voici :

En voyant brûler une bougie avec plus d'éclat dans l'air pur, on a remarqué aisément qu'elle s'y consumoit beaucoup plus vite que dans l'air de l'atmosphère, et que conséquemment son éclat n'étoit augmenté qu'aux dépens de sa propre substance. Alors, comparant la vie toujours avec la combustion, on a cru pouvoir en conclure qu'elle seroit prodigieusement abrégée, si l'air de l'atmosphère n'étoit que de l'air pur ; mais M. Ingenhousz, dans un nouvel ouvrage fruit de ses continuelles études, nous dit, qu'il ne trouve pas la comparaison juste dans tous ses points ; puisque, ajoute-t-il, la bougie n'a qu'une dose de matière, qui n'est reparée par rien pendant sa combustion ; et qu'au contraire nos alimens reparent à chaque instant la déperdition continuelle du flogistique que nous faisons.

Il est vraisemblable, continue-t-il, que nous consumerions beaucoup plus d'alimens. Cependant on a encore répondu à cela qu'il n'étoit pas bien certain que notre structure pût résister à une plus grande consommation que celle que nous faisons habituellement ; et s'il nous étoit permis de hazarder ici notre opinion, nous dirions que, quoique M. Ingenhousz, comme il l'assure dans son dernier ouvrage, ait par expérience reconnu l'affinité de l'air déllogistiqué, il ne s'en est servi que modérément et par intervalle, ou pour des malades auxquels ce spécifique rendoit la santé, que peut-être un plus long usage d'un remède aussi actif eût ensuite altérée.

La découverte de l'air déllogistiqué a dû donner nécessairement l'éclaircissement de beaucoup d'effets mal expliqués avant la connoissance des différentes espèces d'air.

Le soufflet, par exemple : on a long-tems soufflé le feu avant de donner une théorie satisfaisante de son accroissement. On sait actuellement que l'effet du soufflet est d'amener à chaque instant sur le feu un nouveau courant d'air atmosphérique, auquel le feu enlève toujours la partie déflogistiquée, et puise, par cette raison, une nouvelle nourriture, infiniment plus considérable que celle que lui fournissoit la nature. D'ailleurs, le soufflet, joignant à l'avantage d'amener un nouveau courrant d'air, celui de le pousser avec vîtesse sur le feu, en augmente aussi l'intensité par la promptitude de la combinaison. On peut remarquer que le feu d'une forge est infiniment plus blanc et plus vif dans le moment où on fait agir le soufflet. La blancheur du feu annonce toujours la présence de l'air déflogistiqué ou gaz oxigène.

Dans un feu d'artifice, par exemple, on voit souvent des pièces dont le feu est d'un blanc éblouissant ; en examinant leur composition, nous verrons que le nitre y domine, et nous savons que c'est le nitre qui donne l'air pur. En considérant la construction des nouvelles lampes, on verra que tout leur éclat vient du soin que l'on a eu d'y appliquer une mèche creuse, qui forme un courant d'air infiniment plus considérable qu'à toutes les autres ; ce qui amène toujours de nouvel air pur.

Nous avons dit à l'article de l'air inflammable que la fumée qui s'exhaloit d'un corps pendant sa combustion, n'étoit autre chose que de l'air inflammable, et nous en trouverons la preuve dans ces mêmes lampes, qui, comme on sait, ne fument point quand elles sont bien faites. Il est constant que le courant d'air établi au milieu de la mèche se combine sans cesse avec la fumée, qui s'évaporeroit sans cela ; et , produisant une combustion plus complette, en augmente et l'éclat et la chaleur. La lampe d'émailleur en est encore une preuve incontestable : on sait que cette lampe qui sert à fondre du verre ; est garnie d'une très - grosse mèche, sur laquelle on dirige le tuyau d'un soufflet qui s'agite avec le pied. Quand on ne souffle pas, la flamme est obscure , lache une fumée très-épaisse, et ne peut fondre le plus petit morceau de verre ; mais aussitôt qu'on souffle , la flamme devient blanche, ne fume point , et fond très-aisément de très-gros tuyaux de cette matière.

L'effet de l'air déflogistiqué est si actif qu'il suffit du plus petit principe de feu possible pour rallumer, par son moyen, une bougie éteinte. Une expérience des plus curieuses va nous en donner la preuve.

Que l'on prenne trois vaisseaux de même capacité, dont l'un sera plein d'air atmosphérique, un autre d'air fixe et le troisième d'air pur. Que l'on y plonge successivement une bougie allumée , et on verra qu'elle vivra fort bien dans le premier, s'éteindra dans le second et se rallumera dans le troisième.

En considérant que la bougie ne peut pas se rallumer autant de fois dans l'air pur qu'elle s'éteint dans l'air fixe, on pourroit peut être en conclure, que l'air fixe est plus contraire à la combustion que l'air pur ne lui est propre ; mais la réflexion détruira ce raisonnement. On doit en conclure tout simplement que l'air fixe, par sa pésanteur spécifique, reste opiniâtrement dans le récipient, et conserve sa facilité d'éteindre la bougie, puisqu'il ne se combine aucunement avec elle ; au contraire, la bougie ne passe pas de fois dans l'air pur, qu'elle n'en consume une portion : la quantité de fois qu'elle s'y rallume doit donc être bornée. On répète souvent une expérience, on ne se rend pas toujours compte de sa cause. Qu'on souffle une bougie à très-grosse mèche, on l'éteint ; en soufflant une seconde fois, on la rallume. Qu'est-ce qui peut en être la cause, si ce n'est un nouveau courant d'air atmosphérique qu'on ramene plus vîte qu'il ne s'y seroit porté de lui-même, et dont cette mèche s'empare dans l'air pur.

Si l'effet de l'inflammation, en général, est d'augmenter l'action du feu par un courant d'air, pourquoi un premier souffle éteint-il la bougie qu'un second rallume ?

Nous allons expliquer ce fait : l'extrême mobilité de la flamme cède nécessairement à une quantité d'air dont la base est à-peu-près égale au volume de cette même flamme, et qui reçoit des poumons une force de mouvement capable de la séparer de la mèche ; cette mèche ayant infiniment moins de mobilité que la flamme, reçoit alors le souffle sans être chassé, s'approprie la quantité d'air pur, qui passe sur la substance et la flamme réparoit. La lampe d'émailleur, dont nous avons déja parlé, est une preuve de la vérité de cette assertion. La flamme étant fort grosse, et le courant d'air qu'on y fait passer étant dirigé, par le moyen d'un très-petit tuyau, sur une très-petite partie de la mèche, on sent qu'elle doit résister à cette insufflation, et augmenter de chaleur.

Le gaz oxigène ou déflogistiqué, offre une multitude d'expériences plus curieuses les unes que les autres.

La suivante est peut-être une des plus démonstratives pour la théorie que nous venons d'établir.

Que l'on éteigne une bougie sous un bocal, on la rallumera ensuite avec l'air déflogistiqué.

Cette expérience nous fait voir le rapport exact de l'air déflogistiqué, tiré des corps par le secours de l'art, avec celui qui existe dans l'atmosphère ; puisque, dans cette occasion, on ôte toute communication avec l'air atmosphérique.

Le degré de chaleur qu'acquiert le feu par la présence de l'air pur, est si grand que l'on peut, par son moyen, fondre tous les métaux.

Sans avoir recours à des fournaises, aussi considérables et aussi dispendieuses que eelles des verreries, des fours à plâtre et à chaux, etc., que l'on attache un morceau d'amadou à un petit fil de fer, que l'on y mette le feu, et qu'on plonge le tout dans l'air pur, on verra que la petite capacité d'un flacon suffit pour fondre le fer. Il arrive assez ordinairement que les petites bulles de fer fondu acquièrent un degré de chaleur si grand, qu'elles traversent l'eau et y restent encore quelque tems chaudes ; quelquefois même lorsqu'elles touchent le **verre** elles s'y incorporent.

Si, quand cette opération est finie, on introduit, avec une spatule de fer, du phosphore dans la même bouteille, il se fait sur le champ une lumière aussi brillante que celle du soleil, et qui éblouit autant que celle de cet astre. Si l'on y met ensuite du camphre, on a une lumière d'un autre genre, mais moins vive.

On fond avec cet air la platine ; ce qu'on n'avoit pu obtenir par les procédés ordinaires.

L'air pur, mêlé avec l'air inflammable, produit une très-forte détonation ; ce qui l'a fait nommer *air tonnant.* Des bulles de savon soufflées avec cet air, font autant de bruit que des coups de pistolet. L'air pur, mêlé avec l'air fixe, donne une foible explosion.

Ce seroit ici le moment de parler de l'acide nitreux, de l'air nitreux, de l'acide marin, des différentes combustions, etc. ;

mais comme ces objets sont traités dans la partie de la chimie, je crois devoir y renvoyer. Je vais passer de suite à l'évaporation des liquides, à leurs réductions en vapeurs; delà, à différentes sortes d'éolipiles, à la pompe à feu, à la marmite à Papin.

L'eau est évaporable à un point effrayant: un pied cube de ce liquide peut fournir 14000 pieds cubes de vapeurs élastiques, et d'une élasticité égale à celle de l'air; c'est cette magnifique théorie que l'on emploie pour la pompe à feu.

Un récipient de verre rempli d'eau, et renversé dans un vase qui en contient également; si on le met sur le feu, et que l'on fasse bouillir l'eau, il se forme une vapeur qui monte au sommet du vase, et qui équivaut à de l'air; enfin, cette eau contenue dans le récipient descend entièrement: mais si on met cet appareil à l'air froid, cette vapeur se condense, et l'eau remonte au haut du vase : il reste cependant un peu d'air; c'est celui qui étoit contenu dans l'eau, et cela équivaut ordinairement à la 5_4^{me} partie de son volume. Une fiole de verre surmontée d'un tube, et remplie d'eau, si on la plonge dans l'eau bouillante, l'eau descend d'abord; c'est pourquoi le verre se dilate le premier, et augmente de capacité : mais sur le champ l'eau acquiert le même degré de chaleur, et la dilatation se faisant en raison des cubes, l'eau monte très-haut dans le tube communiquant. Si on la replonge dans l'eau froide, elle remonte un peu par la raison inverse, et ensuite elle descend. La plus grande évaporation de l'eau se fait lorsqu'el le bout. L'expérience suivante nous prouvera cette assertion, et nous fera voir qu'il y a moins d'évaporation sur un fer rouge, que sur un autre moins chaud. Qu'on laisse tomber sur une plaque de fer rougie au feu, quelques gouttes d'eau, elles y rouleront comme des bulles de mercure, et y prendront une forme très-sphérique. Voici comment M. Charles explique ce fait. Lorsque le fer est rouge, il se fait un courant ou évaporation de matière ignée, qui chasse l'air autour de cette plaque : cette matière est très-légère, et infiniment plus que la vapeur qui pourroit s'exhaler de l'eau. L'évaporation de celle-ci ne peut donc avoir lieu que lorsque l'air qui environne la sphère, est de la même densité que cette vapeur, qui elle-même alors est abondante, et la goutte d'eau n'y dure qu'un moment. Tous les corps qui sejournent depuis quelque tems dans un endroit, sont tous également échauffés ; et si on leur applique le thermomètre, il fait toujours la même réponse. L'eau, le marbre, la laine, le mercure, etc. font cependant sentir à la main un degré de froid différent. Voici comme on explique le fait. Les corps font sentir leur dégré de froid ou de chaleur de trois manières, en raison de leur densité, de leur poli, et de leur plus ou moins grande aptitude à communiquer la chaleur. Si on enfonce sa main dans l'eau, on éprouve un sentiment de froid, plus que dans la laine ou dans l'air ; c'est que celle-ci a 800 fois plus de densité que l'air, et elle est avare de la chaleur de la main en cette proportion. Relativement à la laine, c'est par une autre raison : elle est mauvaise conductrice, et la main la sature sur le champ de chaleur, et elle se trouve en équilibre : en second lieu, l'eau touche presque dans tous les points la main, et la chaleur se communique en raison de ces points. L'effet contraire a lieu relativement à la laine : il en est de même des marbres, des métaux, des verres polis ou bruts ; c'est toujours en raison de la densité, de l'aptitude à conduire, ou des points du contact, et souvent les trois causes réunies. Mais on peut conclure hardiment que les corps qui sont depuis quelque tems dans un endroit, sont imprégnés d'une chaleur absolument la même, quoiqu'elle se manifeste différemment dans chacun de ces corps.

L'eau vient d'autant plus aisément à l'état d'ébullition, qu'on lui fait supporter un moindre poids ; de manière que l'on pourroit assurer que l'eau bouilleroit plus vite sur une grande montagne, que dans une profonde vallée. On peut aisément prouver cela, sans se donner le peine de se transporter au sommet d'une montagne ; car il n'y a qu'à raréfier un peu l'air d'un vase que l'on veut faire bouillir, on verra qu'il ne faut qu'un très-petit degré de chalenr, pour mettre l'eau à l'état d'ébullition. Tout le monde connoît le marteau d'eau : si on renverse cet instrument, et qu'ensuite on le tienne avec la main, par l'endroit qui vient d'être mouillé, incliné jusqu'à ce qu'il ne reste qu'un petit vuide dans le globe qui fait la partie supérieure ; la chaleur de la main suffit pour faire bouillir cette eau : il faut un peu d'usage pour faire cette expérience, qui est très-intéressante. En voici une, qui prouve l'effet contraire, et où l'eau ne bout qu'à une chaleur excessive ; c'est la marmite de Papin, le même auteur qui a imaginé la pompe à feu : arrêtons-nous un peu sur ces objets.

De la Pompe à feu.

Papin imagina d'appliquer la vapeur de l'eau bouillante contre les pistons d'une pompe, et de les faire mouvoir par cette puissance, cette machine, extrêmement ingénieuse et simple dans sa construction, fut d'abord, on ne peut mieux, exécutée en Angleterre, et on en tira le plus grand parti. M. Dalesme, en France, profita de l'idée de Papin : il fit voir, en 1705, une machine

qui faisoit jaillir l'eau à une très-grande hau
teur, par le moyen d'une vapeur retenue,
et fortement dilatée. Cette machine fut ensuite exécutée en grand, et elle sert encore
à dessécher les mines de Condé en Flandres.
On peut en voir la description dans l'excellent ouvrage de Belidor, intitulé : *archi-
tecture hydraulique.*

La Marmite de Papin.

Le digesteur de Papin est encore une
expérience du même genre ; mais elle produit un effet dont l'intensité est plus mar-
quée, parce que la vapeur acquiert dans
cette machine un plus grand degré d'expension.

Ce digesteur est une espèce de marmite
de métal fort solide, aussi lui donne-t-on
plus communément le nom de marmite de
Papin, dans laquelle on renferme les os les
plus compactes, et qu'on ferme avec toute
l'exactitude possible, avec une vis de pression, après l'avoir remplie d'eau. Exposée
à l'action d'un feu très-actif, l'eau qu'elle
contient se convertit en vapeurs ; et ces
vapeurs, fortement retenues dans le vaisseau, dont elles ne peuvent s'échapper,
pénètrent les os, en extraient la partie gé-
latineuse, et les amollissent au point de les
rendre friables. Lorsque l'expérience est
faite, on refroidit le vaisseau, en le plongeant

geant brusquement dans l'eau : on l'ouvre, et
on trouve l'eau chargée des sucs gélatineux
des os ; ce qui pourroit être de quelque secours en plusieurs circonstances.

Des Capacités chaleureuses.

LA chaleur et le froid pourroient être regardés comme des êtres négatifs, car on ne juge
de l'un et de l'autre, que par comparaison.
Si on trempe la main dans l'eau, qui est à la
même température, on n'éprouve aucun
sentiment de froid ; mais en la retirant, cet
effet se fait très-bien sentir. Il est causé par
l'évaporation de l'eau, qui emporte de la
chaleur, et cela se fait aux dépens du corps
qu'elle touche. On sent le même effet, et
même avec plus d'énergie, en sortant du
bain. Il y a trois espèces de chaleurs : la
chaleur absolue ou élémentaire, la chaleur
spécifique et la chaleur sensible. La chaleur
élémentaire est celle que contient chaque
corps relativement à sa nature. La chaleur
spécifique est le résultat de la comparaison
des degrés de chaleur des différentes substances ; la chaleur sensible est celle que le corps
rejette hors de lui. Si les corps sont homogènes, elle se repartit également et en raison
des masses ; si les corps sont hétérogènes,
c'est en raison des capacités.

Que l'on mette de la glace pilée dans un
vase, et qu'on y plonge un thermomètre ;

Tome I.   N *

il y restera au même degré jusqu'à ce qu'elle soit toute fondue : c'est-là une raison qui fait qu'il est difficile d'apprécier les degrés au-dessous de la glace.

Prenez un vase qui puisse contenir une livre d'eau. Qu'une moitié de cette eau soit chauffée à quarante-huit degrés, l'autre partie à quatre ; mêlez-les ensemble, et il résultera de ce mélange une eau qui aura vingt-six degrés de chaleur. Si les masses ou les quantités sont différentes, la chaleur se repartit en cette porportion : une livre d'eau étant chauffée à cinquante-huit degrés, mêlée avec une livre de glace, celle ci se fond, mais l'eau qui en résulte n'est aucunement chaude.

L'eau est incompressible, ou du moins l'a paru jusqu'à ce jour ; la glace l'est également, ainsi que la vapeur.

De la cause de la chaleur animale.

La chaleur animale est, comme on sait, produite par la respiration de l'air pur qui est contenu dans l'atmosphère : cet air a une plus grande capacité chaleureuse que l'air fixe ou flogistiqué, et celui-ci se désempare de la sienne au profit de l'animal ; et comme cela se fait continuellement, cette chaleur reste constante ; aussi voit-on qu'un animal qui ne respire plus, devient bientôt froid. Les fluides qui se condensent deviennent d'une capacité chaleureuse moindre. Du sel ammoniac, de l'eau, tous deux au même degré, si on les mêle ensemble, cela produit une liqueur très-froide ; et si on y plonge dedans un thermomètre, il baissera considérablement : cela se fait parce que cette composition a besoin d'un très-grande quantité de chaleur, et comme cette liqueur touche le thermomètre de tous côtés, elle tend à se mettre en équilibre avec lui, et l'abaissement de l'esprit de vin marque sa condensation.

Veut-on obtenir une chaleur plus considérable, que l'on mêle de l'acide vitriolique très-concentré avec de l'eau, et on aura une chaleur d'environ cent ou cent vingt degrés.

De la Glace.

L'eau exposée à un certain degré de froid, perd sa liquidité, et se convertit en une masse plus ou moins solide, qu'on appelle *glace*.

De quelque manière que la glace se forme, soit qu'elle se produise subitement par un froid excessif, soit qu'elle ne s'engendre que lentement, à raison d'un moindre froid qui persévère, on remarque constamment que la glace est spécifiquement moins pesante que l'eau, et cette légéreté spécifique est occasionnée par la cristallisa-

tion qui permet aux mollécules d'air de s'insinuer dans ses parties. L'eau, selon un savant, est un verre en état de fusion.

Exposée au grand air, et même pendant
les tems de la plus forte gelée, la glace s'é-
vapore continuellement. Pline rapporte à
ce sujet, qu'un cube de glace, du poids de
quatre onces, exposé à l'air tandis qu'il
geloit encore, perdit en vingt-quatre heures
trois grains de son poids. Non - seulement
elle s'évapore, mais elle augmente encore
de volume ; et les bulles d'air qui s'y trouvent disséminées, augmentent tellement de
dimensions, qu'une bulle qui ne paroissoit
pas avoir plus d'une ou deux lignes de diamètre, paroît, quelques jours après, sous
un volume quadruple.

La glace formée avec de l'eau purgée
d'air produit les mêmes phénomènes,
à l'exception que sa masse n'est point in-
terrompue par une multitude de petites
bulles d'air. Elle forme un tissu plus homogène, et souvent même plus transpa-
rent ; mais elle est de même moins pesante
que l'eau.

La force de la glace se calcule d'après la résistance qu'elle oppose à sa rupture, et cette
force n'est jamais plus grande que lorsque
la glace est plus compacte.

Veut - on obtenir une congélation artifi-
cielle, que l'on prenne trois vases, l'un
rempli d'eau distillée, l'autre d'eau salée,

et le dernier d'eau dans laquelle il y a un peu d'esprit de vin ; que l'on mette ces trois vases dans de la glace pilée , un moment après elles seront gelées.

Si l'on met du sel marin dans un vase où il y ait de la glace pilée , ces deux corps se fondront ; si l'on y plonge un thermomètre , on aura un froid de douze degrés au-dessous de la glace. Cette expérience nous conduit à dire un mot de la température de la glace. Gmelin et Mussenbroek ont travaillé beaucoup sur ce sujet. Voici l'opinion de ce dernier :

Le froid de la glace, dit-il , augmente ou diminue, suivant que la température de l'air devient plus ou moins froide ; mais il arrive rarement que le froid que la glace acquiert , soit en même raison que celui qui survient à l'atmosphère : il est encore plus rare que le froid de la glace surpasse celui de l'atmosphère. Ces effets viennent de ce que la matière ignée s'échappe plus aisément de l'air que de la glace.

Il arrive quelquefois que le froid de la glace n'augmente pas , quoique celui de l'atmosphère devienne plus piquant. Quelquefois, en effet, la matière ignée s'échappe subitement de l'atmosphère , tandis qu'elle ne peut pas s'échapper aussi promptement de la glace ; et c'est pour cela que cette dernière conserve davantage sa température.

Il arrive aussi que le froid de la glace aug

N 3

mente, ou qu'il demeure le même, lorsque la température de l'air s'échauffe.

On remarque encore que le froid augmente dans la glace, quelquefois qu'il diminue, quoique la température de l'air reste la même.

Quelquefois aussi la température de l'air et celle de la glace demeurent la même, quoique la température de l'un soit différente de celle de l'autre.

Mais de même que le froid saisit plus lentement la glace que l'air, il l'abandonne aussi plus lentement

Les vicissitudes qu'on remarque dans les degrés de chaleur et de froid, relativement à l'air et à la glace, sont continuelles. Elles dépendent de la présence du soleil, de la nuit, des vents qui soufflent des différens endroits, et des exhalaisons de la terre.

Différentes sortes d'eaux.

On range ordinairement l'eau en trois classes, l'eau douce, l'eau salée et l'eau minérale. Ces objets se trouveront détaillés et expliqués dans la partie de la chimie ; aussi ne m'étendrai-je pas beaucoup sur ces trois sortes d'eaux.

L'eau salée contient un trentième de sel à l'équateur et un vingtième au pôle ; cela vient vraisemblablement à cause de la dif-

férence des évaporations des eaux minérales. On se sert des réactifs pour les connoître. Ces réactifs sont la dissolution d'argent par l'acide nitreux , la teinture de tour-
nesol , le syrop violat, la noix de galle , etc.
Si on verse de la dissolution d'argent sur
de l'eau de puits , qui est ordinairement se-
leniteuse , leur transparence mutuelle est
troublée. On parvient ensuite à dégager l'argent , et on analyse cette eau de nouveau
pour connoître si elle ne contient pas d'autres matières ; l'alkali volatil trouble également la transparence. Si l'eau est vitriolique ou sulphureuse, et que l'on verse dessus un peu d'alkali flogistiqué , elle devient
de couleur de bleu de Prusse ; si l'eau est
ferrugineuse , avec de la noix de galle on
fait de l'encre ; si elle est mercurielle ,
avec de l'eau de chaux on fait du précipité jaunâtre. Enfin, les eaux savoneuses ,
ou plutôt les savons , ne peuvent pas se
dissoudre dans l'eau de puits , mais si on
y jette un peu de cendre, cet effet aura
lieu. Il y auroit beaucoup de choses à dire
sur tous ces sujets , mais nous sortirions
des bornes étroites que nous nous sommes
prescrites.

De l'Optique , *de la Dioptrique et de la Catoptrique.*

Newton regarde la lumière comme un torrent de particules lumineuses lancées d'un corps. Celle du soleil nous parvient en huit minutes , et parcourt dans ce tems plus de trente millions de lieues. La lumière est élastique , elle se communique en ligne droite , et diffère en cela du son , qui se propage par cercle concentrique , et la lumière en rayons divergens et successifs : on ne peut mieux comparer la lumière qu'à un jet-d'eau ; qui nous paroît continu , quoique ce ne soit qu'une suite de molécules qui se succèdent. Un point lumineux peut être apperçu à une distance infinie ; en fine considérant que les différens rayons de lumière qui partent d'un même point radieux , on doit les regarder comme un cône , ou comme une pyramide de lumière dont le sommet est le point radieux lui - même , et dont la base est tournée du côté de l'objet qu'ils éclairent. Donc , si on présente à quelque distance de ce point radieux un plan qui intercepte le passage de ses rayons , la base de ce cône ou de cette pyramide de lumière se verra tracée sur ce plan.

Lorsque l'on peut concevoir un corps lumineux d'une certaine grandeur , chaque point lance des rayons divergens dans tous les sens, il se fait par conséquent des croisemens, mais qui ne se nuisent aucunement. Ceux qui ont une divergence semblable, forment des parallèles; l'intensité de la lumière est en raison inverse du carré de la distance. Supposons un cercle à six pouces d'un point lumineux, il déterminera la base d'un cône de lumière : supposons qu'il ait un pouce de diamètre; en prolongeant le cône de lumière à une distance double, il aura pour base un cercle qui aura deux pouces; les surfaces sont comme les carrés des diamètres; donc celui-ci sera quadruple du premier, et chaque point recevra quatre fois moins de lumière.

La lumière se fait sentir à l'œil par des picotemens; la pupile la rassemble et vient frapper la retine d'une manière d'autant plus sensible qu'elle se touche dans un plus petit espace. Il y a trois sortes de corps qui s'opposent aux émissions libres de la lumière : les opaques, qui s'en abreuvent, et dont la couleur ne devient sensible que par les rayons qu'ils rejettent. Un corps qui nous paroît rouge, ne l'est en effet que parce qu'il rejette les rayons, et ainsi à l'infini Il y a des corps qui la rejettent presque toute; ce sont les miroirs; les corps diaphanes, au contraire, la laissent presque toute passer; aussi ceux-ci n'ont point de couleurs. Le miroir ne paroît que par ses défauts; il n'a point d'existence physique.

Miroir plan.

Il y a plusieurs sortes de miroirs, le plan, le concave, le convexe, etc. Le miroir plan réfléchit les rayons tels qu'il les reçoit. Voici un principe fondamental : l'angle d'incidence est égal à celui de réflexion. Le miroir plan ne change rien à la divergence ni à la convergence des rayons ; le miroir concave rend tous les rayons parallèles convergens ; ceux qui convergeoient avant convergent d'avantage, ceux qui étoient divergens peuvent devenir parallèles. Le miroir convexe produit l'effet opposé, les rayons parallèles deviennent divergens, les divergens le deviennent davantage, et enfin les convergens peuvent devenir parallèles et même divergens.

On voit sa figure dans un miroir à une distance égale, à celle où l'on est. Voici la manière dont cela peut s'expliquer. Si la personne est en A (*planche II, fig.* 1), elle paroît en D, etc. On ne voit que de l'endroit où ses rayons commencent à diverger. Si une personne est en F (*planche II, fig.* 2), et que l'œil soit en B, il verra cette personne en D, par la ligne B G D, quoique ce soit réellement par la ligne C G F.

Du Miroir concave.

Nous venons de voir que la lumière émane des corps lumineux , et que le soleil, malgré sa grosseur prodigieuse , finiroit par être altéré de ses émissions continuelles , s'il n'y avoit pas quelques moyens, que la nature ne nous a pas développés , propres à réparer cette perte immense. Mais , puisque la lumière peut nous venir en huit minutes du soleil , il y a peut-être des renvois de matière propre à la remplacer ou à la régénérer. Ce qu'il y a de vrai , c'est que s'il n'y avoit pas quelques causes de ce genre , la terre auroit déja doublé son volume plusieurs fois depuis la création , et le soleil , par cette émanation, continuelle , auroit perdu une partie de sa masse ; car comme il lance les rayons divergens de tous côtés , les astres qu'il éclaire se seroient enrichis de sa matière , ce que l'expérience ne nous montre pas. Les corps s'abreuvent de la lumière , et c'est par celle qu'ils rejettent qu'ils nous deviennent sensibles ; il y a des corps qui la conservent assez long-tems , tels que les phosphores, le bois de chêne pourri , les écailles de certains poissons, etc. : tous ces corps sont appelés lumineux du second ordre. La densité de la lumière étant en raison inverse du carré des distances , les lunétaires devroient être obscurs ;

mais il y a une raison pour laquelle cela ne peut être , et qui est fondée sur ce principe: tout corps vu à une distance double est diminué dans l'œil de moitié; on ne juge de la grandeur des corps que par les angles; ainsi décrivons un angle (*planche II , fig.* 3) A B H. Tirons la ligne C F à la distance A C, que nous estimons être un pouce : si on applique l'œil en A, on verra que C F n'est que la moitié de D : donc si on place C F A D O, il sera vu sous un angle moitié moindre; donc elle paroîtra à l'œil moitié plus petite : ce qu'il falloit démontrer. Cette vérité bien sentie nous fait connoître la raison pour laquelle ces objets sont à-peu-près également éclairés dans les lointains: c'est que si la lumière diminue, les figures des corps diminuent également. Nous allons passer à la théorie du miroir concave. Il est fondé sur le principe, qu'il doit faire portion d'une sphère (*planche II, fig.* 4), et le segment ne doit pas avoir plus de quarante degrés ; lorsque les rayons sont parallèles, le foyer se trouve à-peu-près au milieu de l'espace, entre le miroir et le centre de la sphère dont il fait partie.

Lorsque les rayons sont divergens (*planche II , fig.* 5), le foyer est plus près du centre de la sphère que lorsqu'ils sont parallèles.

Lorsqu'ils sont convergens (*planche II, fig.* 6 *et* 7), ils sont plus près du miroir.

Voici deux expériences intéressantes que l'on fait avec le miroir concave. On prend deux de ces miroirs pris sur une sphère semblable , (ils se font ordinairement en cuivre très-poli et d'une sphéricité parfaite ; car c'est à ces précautions qu'est dû leur effet.) On place ces miroirs verticalement, et au moyen d'une charnière , pareille à celle d'un compas , on peut les incliner en tout sens ; il est encore nécessaire qu'ils puissent se lever et se baisser, cela se fait avec une tige qui entre et qui sort du pied qui les soutient, et que l'on fixe avec une vis. Étant ainsi disposés à douze ou quinze pieds l'un de l'autre , si l'on met quelques charbons dans un petit réchaud qui est au foyer de l'un de ses miroirs, et qu'avec un soufflet qui est adapté par derrière , et qui a son embouchure au centre du miroir qui est percé ; si, dis-je, on souffle sur les charbons, les rayons de chaleur se réfléchissant en lignes parallèles , vont atteindre l'autre miroir , se réfléchissent une seconde fois , et réunissent ainsi une assez grande chaleur pour mettre le feu à une petite fusée qui est à ce foyer.

L'autre expérience est de placer au foyer de ce miroir une fleur renversée et mise derrière quelque chose qui la couvre d'un côté. Il faut que cette fleur soit bien éclairée du côté qui regarde le miroir : on place un vase du côté opposé, et si on le regarde à la distance qu'il convient, on voit cette fleur placée dans le vase, et l'illusion est si complette, que l'on seroit tenté de la toucher pour se convaincre qu'elle n'y est pas.

Du Miroir convexe.

Si les miroirs concaves rassemblent les rayons, et les font converger ; par la raison contraire, les miroirs convexes les dispersent et les font diverger. Delà on conçoit, 1°. que deux rayons parallèles qui tombent sur la surface d'un miroir de cette espèce, doivent devenir divergens dans leur réflexion ; 2°. que deux rayons convergens doivent l'être moins après leur réflexion occasionnée par un miroir convexe ; 3°. que si deux rayons sont déja divergens, lorsqu'ils arrivent vers la surface d'un miroir de cette espèce, ils doivent l'être davantage après leur réflexion.

Un objet vu par le moyen d'un miroir convexe, doit être vu au-delà de ce miroir, comme dans un miroir plan ; avec cette différence qu'il sera vu derrière le miroir convexe, sous de plus petites dimensions, et à une distance moins éloignée que celle à laquelle il est réellement situé devant la surface de ce miroir.

Il y a de certaines espèces de miroirs, tels que les miroir cylindrique et conique, qui ont la propriété de faire voir d'une ma-

nière agréable et naturelle des figures bizarres et irrégulières : on trace, pour cet
effet, une figure singulière, au milieu de
laquelle on met le cône ; l'extérieur de la
figure, qui est très-amplifiée, se peint à la
pointe du cône, qui alors devient le centre
de la figure : lorsque cela est bien exécuté,
l'effet en est très-agréable.

Les miroirs prismatiques ou piramidaux,
les lumériques concaves, les miroirs mul-
tiplicateurs, et enfin le miroir noir, que l'on
nomme Claude Laurain, et qui est très-propre
pour la peinture et sur-tout pour le paysage.

Passons maintenant à une autre partie de
la physique, que l'on appelle *Dioptrique* ;
de deux mots grecs qui signifient voir au
travers. Cette science explique les différentes modifications que la lumière éprouve en
traversant des fluides plus ou moins denses :
ces différences se nomment inflexion, réfraction ; et cette réfraction est d'autant plus
sensible que l'angle d'incidence est plus petit, et formé avec l'horizontale. Il y a un
moyen simple de déterminer toutes les ré-
fractions, connoissant l'angle d'incidence ;
c'est par les sinus de ces angles, le sinus
de réfraction et sinus d'incidence, comme
trois est à quatre, ainsi qu'on peut le voir
planche II, fig. 8. Il y a des liquides ou
corps diaphanes qui réfractent la lumière
différemment, tel que le verre. Les rapports des sinus d'incidence et de réfraction

sont comme onze sont à dix-sept pour l'incidence.

Cette science comprend donc tous les corps transparens ou diaphanes, toutes leurs modifications, et, en général, tous les instrumens qui y appartiennent. Ils ont tous la propriété de laisser passer la lumière à travers leur substance ; mais ce passage ne peut se faire sans lui faire subir des altérations et des changemens de direction ; on appelle ces effets réfraction. Un rayon de lumière tombant perpendiculairement sur une surface horizontale diaphane, la pénètre sans subir de réfraction ; mais s'il tombe incliné, cette réfraction sera d'autant plus sensible qu'il sera plus incliné. Les rayons sont autant réfractés en sortant d'un milieu plus dense qu'ils le sont en y entrant ; les lignes qu'ils forment sont parallèles, telles qu'on voit *planche II*, *fig.* 9 , 10 *et* 11 , les lignes A B sont parallèles.

Le poisson voit plus loin les personnes qui sont sur le rivage, et ces mêmes personnes le croient plus près.

(*Planche II*, *fig.* 12) Cette figure est la génération du prisme ; la réfraction est toujours parallèles à la base **A B C.**

(*Planche II*, *fig.* 13) La réfraction se change quelquefois en réflexion.

M. Charles a imaginé un prisme mouvant à volonté, qui a une infinité d'avantages. Voyez sa construction, *pl. II*, *fig.* 14.

Il se fait par deux plans de verre qui se meuvent à charnière, et qui forment ensemble
une espèce de coin dont les côtés sont
fermés avec du taffetas gommé : à la partie
supérieure il y a un cercle gradué qui détermine l'ouverture, et de plus une règle pour
déterminer la convergence dans l'eau et dans
le verre ; le sinus d'incidence est au sinus
de réfraction, comme quatre sont à trois, et
pour le verre comme dix-sept à onze.

De la formation des différentes lentilles ou verres convexes.

. Des rayons parallèles tombant et passant
au travers une lentille convexe, convergent
à un point (*planche II, fig.* 15). Si elle
est convexe des deux côtés, le point est
moins éloigné (*planche II*, *fig.* 16) : il
n'est que de la longueur du rayon ; et dans
le premier cas, il est double de distance
)*planche II, fig.* 17) ; c'est-à-dire, celle du
diamètre. Si, après avoir placé une lentille
verticalement, on tient à son foyer une bougie allumée, et qu'ensuite, à une distance
semblable, mais opposée, il se trouve placé
un carton, etc., on y voit distinctement l'i-
mage de la bougie. Par ce moyen on parvient à faire des dessins et des portraits ; en
éclairant beaucoup la figure, elle se trouve
de cette manière de grandeur naturelle.

Les rayons du soleil se font sentir au centre de courbure, ainsi que ceux qui vien-

nent d'un très-grand espace ; au lieu que ceux qui partent d'un point peu éloigné ne donnent une image distincte qu'à une distance semblable.

Lorsque l'on veut voir un objet de très-près, il faut percer une carte, l'interposer entre cet objet et l'œil. On peut le considérer ainsi à une très-petite distance ; on ne prend par ce moyen qu'une quantité suffisante de rayons : ce qui nous empêche de voir les objets, c'est qu'ils ne donnent pas assez de rayons ou parce qu'ils les donnent trop divergens.

Du Microscope.

Quoique l'origine des verres convexes remonte jusqu'au treizième siècle, et qu'on connût très bien alors l'effet de ces sortes de verres, pour agrandir les dimensions des objets, il paroît qu'on n'avoit point encore imaginé de s'en servir, avant le dixième siècle, pour en former des microscopes, et que ce ne fut qu'en 1618 que Fontana sût les employer à cet usage. On distingue les microscopes en simples et en composés.

Le simple est fait d'une seule lentille convexe, d'un foyer très-court, et nous procure la facilité de voir distinctement et de très-près, les objets qui sont susceptibles d'être examinés à travers un verre de cette espèce.

En réunissant, suivant des proportions

connues, deux et même trois verres lenticulaires, on forme des microscopes composés, dont M. Huygens attribue l'honneur de l'invention à Corneille Drebbel. On nomme objectif, la lentille qui se trouve placée vers l'objet, et occulaire, le verre convexe à travers lequel l'œil examine. L'étendue de l'objet que l'œil peut saisir en regardant à travers cet instrument, se nomme le champ du microscope, et il est d'autant plus grand que l'œil est placé à une moindre distance de l'occulaire.

On fait plus communément usage d'un microscope à trois lentilles : dans ce cas, le verre lenticulaire, qui se trouve le plus proche de l'objet, se nomme la lentille; celui qui vient après, et qui est placé entre cette lentille et celui par lequel l'œil considère l'objet, s'appelle l'objectif; et le troisième, situé du côté de l'œil, conserve le nom d'occulaire. Les objets qu'on considère avec ces instrumens, sont transparens ou opaques. Dans le premier cas, on les éclaire en dessous avec un miroir concave, disposé convenablement pour réfléchir la lumière du jour, du soleil ou d'une bougie sur ces objets. Dans le second cas, on les éclaire en dessus par le moyen d'une loupe, et communément avec la seule lumière du jour.

Il est encore une espèce particulière de microscope très-ingénieux, dont nous devons l'invention à Lieberkunhn. On lui donne le nom de microscope solaire, parce qu'on se sert de la lumière du soleil pour éclairer les objets qu'on se propose de voir à l'aide de cet instrument. Il se fait en plaçant un miroir qui puisse s'incliner en tout sens aux rayons du soleil ; ce miroir renvoye les rayons parallèles sur une lentille, qui les rend convergens à son foyer : on place à cet endroit un insecte, ensuite ses rayons traversent une autre lentille, qui fait paroître cet insecte d'une grosseur prodigieuse.

De la Lanterne magique.

Le microscope solaire doit, selon toutes les apparences, son origine à la lanterne magique, qui a été connue long-tems auparavant, et dont on croit que Kirker est l'inventeur ; plusieurs cependant en reculent l'époque jusqu'au tems de Salomon : mais cette opinion est d'autant plus suspecte, que le père Schot n'en fait aucune mention dans un ouvrage singulier qu'il publia en 1667, intitulé : *Magia universalis naturæ et artis ;* et dans lequel il s'est attaché particulièrement à décrire toutes sortes de lanternes curieuses.

On peut éclairer de deux manières les objets qu'on se propose de voir par le moyen de cette machine. On les éclaire avec la lumière d'une chandelle ou d'une lampe, et on fait réfléchir cette lumière par un mi-

roir concave placé par derrière ; c'est la pre‑
mière méthode , et celle qu'on a toujours
le plus communément suivie : mais on les
éclaire beaucoup mieux, et de manière que
le spectacle en est plus agréable , lorsqu'on
se sert des rayons du soleil.

Des Lunettes.

C'est à ces précieux instrumens que
nous devons toutes les découvertes que l'on
a faites en astronomie, Le nom de lunettes
leur est donné à cause qu'elles servirent
d'abord à considérer les taches qu'il y a
dans la lune. Galilée, avec leur secours,
sut presque ravir le secret des dieux. C'est
lui qui le premier leur a donné leur forme
constante, et qui a calculé et assigné les
loix que les artistes ont suivies depuis. Il y
a plusieurs sortes de lunettes ; les unes ont
l'objectif concave et l'occulaire convexe :
les rayons dans cette lunette forment
l'image.

La lunette astronomique est formée de
deux verres convexes ; les rayons viennent
parallèles ; ils se croisent au foyer, et de‑
viennent divergens : ils vont se porter en
cet état sur l'autre lentille , qui les rend
parallèles. Dans cette situation , ils peu‑
vent être élaborées par l'œil, et former une
image sur la retine. Une chose à laquelle il
faut prendre garde, c'est que toutes les fois que
des rayons sont ou convergens, ou divergens,

à moins que ce ne soit d'une petite quantité, ils ne peuvent former d'image dans l'œil. Il faut encore s'accoutumer à croire que nous ne voyons les objets que renversés.

Si l'on regarde une maison où un arbre par un trou fait à un volet d'une chambre, il faut se baisser pour voir le haut ; donc le haut se peint en bas : il faudra s'élever pour voir le bas de gauche à droite ; donc tous les objets sont renversés. La même chose arrive dans notre œil; c'est un préjugé qui est difficile à détruire, que de croire que nous ne voyons pas les objets renversés ; mais cela n'en est pas moins une vérité.

La lunette terrestre se fait ordinairement de quatre verres, de l'objectif et de trois autres qui sont fixés à des distances convenables. L'amplification des lunettes est toujours en raison de ce qu'est le foyer de l'objectif au foyer de l'occulaire. Par exemple, si le premier a soixante pouces et le second trente, il grossira de moitié, soixante le premier ; deux le second ; mais il y a une grande difficulté à mettre le foyer de l'occulaire trop court : il se fait un grand défaut occasionné par la réfrangibilité des rayons de lumière qui en éprouvent une différente en raison de leur nature. De toutes les couleurs du prisme, le violet est celle qui se réfracte davantage; ou qui s'éloigne le plus de la perpendiculaire en sortant d'un milieu plus dense ; le rouge est celle qui conserve le plus sa ligne droite, ou celle qui se réfracte moins.

Newton a senti ce grand inconvénient, et il désespéra même de pouvoir remédier à ce défaut qui se trouvoit dans les lunettes ; et quoique cette pensée fut une erreur, il pensa à construire un autre instrument, le télescope, pour y suppléer. Quelque tems après, Euler sentit que Newton pouvoit s'être trompé : il suivit la nature ; il examina l'œil, et il vit qu'il étoit composé de différentes substances ; savoir, l'humeur vitrée, l'humeur aqueuse et la cristalline. D'après ce principe, il composa les verres qu'il remplissoit d'eau, et l'expérience prouva qu'il avoit raison. Dollond fut plus loin encore ; il se servit de verres de densités différentes, et parvint à n'avoir aucun changement dans la lumière de la lunette achromatique, qui est la plus parfaite que l'on connoisse jusqu'à présent : elle est faite de l'objectif et de trois verres, dont deux concaves et un convexe au milieu.

Du Télescope.

Newton sentit combien il étoit important pour suppléer à l'impuissance des yeux d'avoir des instrumens propices à les aider ; il sentit aussi combien le pas étoit difficile à franchir, à cause des absortions de sphéricité et de réfrangibilité qui sont infiniment plus considérables que les premières. Aucunes lunettes n'avoient l'avantage de les corriger; la lunette achromatique fut jugée impossible par ce grand homme : c'étoit une erreur ; mais il étoit écrit dans le livre des destinées qu'il ne pouvoit avoir une seule pensée qui ne servît à l'agrandissement des sciences et au bien de l'humanité. De cette erreur naquit le télescope, instrument simple, admirable, avec lequel on va sonder la profondeur des lieux. Cet instrument est monté sur un genou, qui facilite son mouvement en tous les sens. Il est composé d'un tube de cuivre cylindrique au fond duquel il y a un miroir de métal concave, dont le foyer est presque de la longueur de ce tube. A l'endroit où les rayons se croisent, il y a un petit miroir plan, ou un prisme; le miroir est incliné à quarante-cinq degrés, et de cette manière il renvoye à angle droit l'image qui est reçue dans un microscope composé de deux lentilles convexes, dont le foyer est très court ; l'image par conséquent se présente sous un angle extrêmement grand; ce qui produit à l'œil une vision claire, distincte et excessivement amplifiée.

Pogari a fait un autre télescope sur un principe différent : on pratique au centre du miroir un trou d'environ un pouce; les

(217)

rayons viennent parallèles sur le grand miroir, ils convergent au foyer et plus loin.
Il y a, à cet endroit, un autre petit miroir concave qui réfléchit les rayons paral-
èles par le trou fait au grand ; on les fait
passer par deux lentilles convexes , qui les
rendent propres à être élaborées par l'œil ;
l est cependant nécessaire de mettre en
avant une pupille , afin que l'on ne reçoive
que les rayons qui ont été réfléchis.

De la Chambre noire.

Cet instrument curieux et agréable se
peut exécuter sous des formes infiniment
variées. Si le microscope solaire doit son
origine à la lanterne magique , celle-ci doit
aussi probablement la sienne à la chambre
noire que le hazard fit découvrir à Jean
Porta , savant distingué dans toutes les sciences naturelles , et qui mourut en 1515. Il
examina un jour ce qui se passoit dans l'in-
érieur d'une chambre obscure, qui rece-
voit du jour par un petit trou fait au volet
l'une des fenêtres. Surpris de voir les objets
du dehors se dessiner en petit sur les murs
de cette chambre , à mesure qu'il passoit
dans l'alignement de cette ouverture ; il
parvint à les rendre plus distincts et mieux
terminés , en adaptant à l'ouverture du vo-
et un verre lenticulaire , d'un foyer un peu
ong , et en opposant à ce foyer un plan

blanchi et vertical ; mais ces objets se peignoient sur ce plan dans une situation renversée.

Cette ingénieuse machine fut fort accueillie des savans ; et pour profiter des avantages qu'on se proposoit d'en tirer pour peindre en petit, et commodément, toutes sortes d'objets, on imagina de la rendre portative, et telle qu'elle pût représenter tous les objets qu'on se proposoit d'y amener. Delà l'origine d'une multitude de petites chambres obscures de formes différentes, dont tout le monde connoît suffisamment la construction.

De l'œil et de ses différentes parties.

On peut dire que l'œil est le sens qui nous est le plus nécessaire. On parvient facilement à expliquer le méchanisme de la vision, mais on est tout-à-coup arrêté si l'on veut rendre raison de la manière dont l'ame distingue les objets et apprécie cette sensation.

Pour se former une idée juste de la vision, ou plutôt, de la manière dont les objets extérieurs viennent se peindre sur la rétine, il n'est pas hors de propos de donner ici une légère description de l'organe de la vue ; non avec la précision que l'anatomiste doit y mettre, mais d'une manière suffisante pour le physicien.

L'œil est composé de plusieurs tuniques
et de différentes humeurs. Ces tuniques se
distinguent en communes et en propres. Les
premières sont la cornée, l'uvée et la retine.
On a remarqué que les propres se bornent
à une seule, qu'on appelle vitrée. Les humeurs se distinguent en trois espèces ;
l'aqueuse, la cristalline et la vitrée.

La tunique extérieure, celle qui renferme
tout le globe de l'œil, se nomme la cornée.
Elle est transparente antérieurement comme
de la corne : delà lui vient le nom de cornée. Elle est opaque dans le reste de son
étendue, et cette partie se nomme la sclérotique : elle enveloppe les deux tiers, ou
à-peu-près, du globe de l'œil.

Si on coupe circulairement la sclérotique, à quelque distance au - dessous de la
cornée, et si on enlève, avec précaution,
la portion supérieure de cette section, on
remarque que cette membrane est attachée
à son origine ; ou au bord de la cornée transparente à un cercle blanc ligamenteux,
qu'on appelle ligament ciliaire. Ce ligament
borne et termine, en tout sens, un espace
qui se trouve au-delà de la cornée transparente, et qu'on nomme la chambre antérieure de l'œil. Elle contient l'humeur
aqueuse.

La sclérotique enlevée, on découvre la
seconde tunique commune de l'œil, l'uvée.
Celle-ci est percée antérieurement d'un trou

rond, qu'on appelle la pupille ou la prunelle. Sa circonférence est de différentes couleurs ; et c'est la raison pour laquelle on la désigne sous le nom d'iris.

L'uvée, ainsi que la cornée, se divise en deux parties : l'antérieure conserve le nom d'uvée ; la postérieure, plus étendue que la précédente, se nomme la choroïde. Celle ci est enduite d'une humeur noirâtre, connue sous le nom de *pigmentum nigrum*. L'uvée se termine, ainsi que la cornée, au cercle blanc ligamenteux, dont nous avons parlé ; et ce cercle sert également à borner un espace circulaire qui se trouve sous l'uvée, et qu'on nomme la chambre postérieure de l'œil.

Les deux premières tuniques de l'œil enlevées, on découvre la retine ; c'est la plus mince, la moins solide des trois membranes communes.

L'humeur aqueuse, ainsi nommée parce qu'elle est très claire, très limpide, et parfaitement semblable à l'eau, remplit les deux chambres de l'œil.

L'humeur cristalline, ou simplement le cristallin, est immédiatement placée au-delà de l'humeur aqueuse, vis-à-vis la prunelle, et il est recouvert en partie par l'iris. C'est une espèce de lentille d'une consistance assez ferme.

L'humeur vitrée est extrêmement limpide : elle paroît néanmoins avoir quelque consistance ; ce qui vient de ce qu'elle est renfermée dans une membrane qui forme un nombre infini de petites vésicules. On la nomme vitrée, parce que la masse totale de cette humeur, renfermée dans ses capsules, imite assez bien une masse de verre fondu. La membrane qui la contient se nomme tunique vitrée. Si l'on désire une analyse complète de l'œil, on peut consulter différens anatomistes.

DES COULEURS.

On a considéré jusqu'à présent la lumière, dit M. Sigaud de Lafond, comme une substance pure et homogène ; mais il s'en faut de beaucoup que cette idée soit conforme à la nature de la chose ; c'est une substance véritablement composée C'est sous ce dernier point de vue que nous la considérerons dans ce paragraphe. Sa décomposition, faite avec art, offre au physicien le spectacle le plus intéressant et le plus agréable : elle lui fait connoître l'origine des couleurs, et elle le conduit à l'explication de tous les phénomènes qui ont rapport à cet objet. Nous considérerons donc les couleurs dans les rayons du soleil et dans les objets colorés ; ce qui nous fournira la matière des deux nombres suivans.

Nombre premier.

Des Couleurs considérées dans les rayons de la lumière.

Long-tems avant Newton, Isaac Vossius avoit avancé que les couleurs sous lesquelles les objets colorés se présentent à notre vue, résidoient dans les rayons de la lumière ; mais personne avant le sieur Lectre, physicien anglois, n'étoit parvenu à constater, d'une manière indubitable, cette importante théorie. Newton fut le premier qui sut décomposer la lumière, et profiter de cette décomposition pour démontrer que les rayons lumineux séparés les uns des autres, et, pour ainsi dire, isolés, avoient la propriété d'exciter en nous la sensation d'une couleur fixe et primitive. Ce fut lui qui sut profiter, de la manière la plus industrieuse, de leurs différens degrés de réfrangibilité, pour les séparer, et pour démontrer que chaque faisceau de lumière est composé de sept rayons primitifs, différens les uns des autres, et par les différens degrés de réfrangibilité dont ils sont susceptibles, et par leurs différens degrés de réflexibilité, et par les couleurs différentes dont ils affectent l'organe de notre vue. Toute cette théorie se borne donc à démontrer qu'un faisceau de lumière est un véritable composé de sept rayons; qu'ils sont tous différemment réfrangibles, différemment réflexibles, et différemment colorés.

Si on reçoit un petit faisceau de lumière, par une ouverture circulaire de quatre lignes ou environ de diamètre, faite au volet d'une fenêtre, et qu'on le dirige dans l'intérieur d'une chambre obscure, sur un plan élevé verticalement et blanchi, ou sur un chassi. garni de gaze, ce faisceau ira peindre sur ce plan un cercle lumineux et non coloré. Ce cercle sera la base d'une pyramide de lumière, composée de l'assemblage de tous les rayons primitifs, naturellement contenus dans tout faisceau lumineux qui s'élance de chaque point radieux du disque du soleil.

Mais si, profitant de la différente réfrangibilité de ces rayons, vous recevez ce faisceau de lumière sur l'angle d'un prisme, que vous lui présenterez de manière qu'il traverse obliquement ce corps réfringent, ces rayons, ayant différens degrés de réfrangibilité, se réfracteront différemment à leur passage; ils se sépareront les uns des autres; ils se développeront et ils iront peindre sur la gaze un spectre arrondi à ses deux extrémités, compris, dans toute sa longueur, entre deux lignes parallèles et séparés, suivant sa largeur, en plusieurs

bandes différemment colorées. En observant ces couleurs de bas en haut, voici
l'ordre qu'elles affecteront : rouge, orange,
jaune, verd, bleu, pourpre et violet.

Quoique ces couleurs soient fort distinc-
tes dans le spectre, on ne peut néanmoins
regarder comme parfaitement homogènes,
que celles qui terminent ses extrémités. On
doit, en effet, considérer ce spectre comme
composé de plusieurs cercles colorés qui
participent les uns sur les autres. Ainsi,
l'orange tombe en partie sur le rouge, et
en partie sur le jaune, le vert tombe en
partie sur le jaune et en partie sur le bleu;
et cette même disposition a lieu par rapport aux cinq couleurs intermédiaires, celles qui sont situées entre le rouge et le
violet : elles ne sont pas entièrement séparées les unes des autres.

On peut séparer davantage ces couleurs
en faisant passer le faisceau de lumière à
travers une lentille de quatre pieds de
foyer, élevée verticalement à la distance
de huit à dix pieds du volet d'une fenêtre;
que l'on dispose convenablement un prisme
au delà de cette lentille, et il formera un
spectre dont les couleurs seront plus séparées. Un faisceau de lumière est donc composé de sept rayons tous différemment colorés.

La séparation de ces sept rayons peut
s'opérer aisément, en plaçant à une distance

tance convenable d'un faisceau réfracté,
une planche mince de métal, percée de
sept trous de trois lignes ou environ de diamètre, et rangés sur la même ligne.

Si on sépare les sept rayons pour les examiner séparément, et pour faire voir que
quelque modification qu'on leur fasse subir, ils nous procurent constamment la sensation de la même couleur,

Si on sépare le rayon rouge, en le faisant
passer par une ouverture de trois ou quatre
lignes de diamètre ; ce rayon conservera
constamment la couleur rouge, soit qu'on
le réfracte une seconde fois, soit qu'on le
réfléchisse, soit qu'on le fasse tomber sur
des surfaces teintes de différentes couleurs,
soit enfin qu'on le fasse passer à travers de
verres différemment colorés.

1°. Séparez le rayon rouge, et opposez
au delà du diaphragme par lequel il passe,
l'angle d'un prisme, et faites mouvoir ce
prisme sur son axe. Le rayon se réfractera
de nouveau, en traversant ce second prisme ; et suivant le mouvement que vous im-
primerez au prisme, il ira se peindre sur
les murs ou sur le plafond de la chambre,
en conservant constamment la même couleur rouge. Il tracera dans l'endroit où il
tombera un petit cercle rouge.

2°. Supprimez ce second prisme, et sub-
stituez à sa place un miroir plan ou concave : inclinez ce miroir de manière que le

Tome I.   P.

rayon rouge, tombant obliquement sur sa surface, il puisse se réfléchir en sens contraire. Il se réfléchira, et fera observer un cercle rouge dans l'endroit de la salle où il sera réfléchi.

3°. Laissez les choses dans le même état; mais au lieu de recevoir ce rayon sur la surface d'un miroir, saisissez-le dans son trajet, et opposez-lui successivement des chassis garnis de taffetas teints en différentes couleurs, et vous observerez encore que ce rayon conservera sa couleur rouge; avec cette différence néanmoins qu'elle sera plus ou moins vive, suivant que la surface sur laquelle il tombera sera d'une couleur plus ou moins analogue à celle du rayon.

4°. Si on reçoit un faisceau de lumière dont les rayons ne soient point séparés par aucune réfraction, et qu'on dirige ces rayons de manière qu'on leur fasse traverser des verres teints de différentes couleurs, on observera que chacun de ces verres ne laissera passer que les rayons analogues à sa couleur particulière; et si on oppose au-delà un plan blanchi, ces rayons iront tracer sur ce plan un cercle coloré, dont la couleur sera la même que celle du verre par lequel ils auront passé. Mais il n'en sera pas de même, si, au lieu de faire passer indistinctement tous les rayons combinés dans un faisceau à travers de verres différemment colorés, on ne fait passer qu'un rayon seul et isolé de tous les autres ; supposons le rayon rouge, dans ce cas : ou le verre coloré au travers lequel on voudra le faire le faire passer lui livrera passage, ou il s'opposera à son passage. Dans la première supposition, ce rayon ira tracer un cercle rouge sur le chassis opposé au-delà. La couleur de ce rayon, à la vérité, n'aura pas constamment le même degré de vivacité ; elle sera plus ou moins affoiblie, à raison de la difficulté avec laquelle le rayon rouge pourra se tamiser à travers le verre coloré qu'on lui opposera. Dans la seconde supposition, où l'obstacle à la transmission du rayon rouge sera, pour ainsi dire, insurmontable, à peine distinguera-t-on la couleur du rayon sur le plan destiné à le recevoir ; mais elle se remarquera assez manifestement sur la surface antérieure du verre coloré qui s'opposera à son passage.

On ne peut douter, d'après les expériences précédentes, qu'un faisceau de lumière ne soit composé de sept rayons primitifs, tous différemment réfrangibles et différemment colorés. On voit, par la position respective des couleurs, dans le spectre, que les rayons violets sont les plus réfrangibles, et ceux qui éprouvent le plus grand degré de réfraction en traversant le prisme qui les réfracte et qui les sépare. Or, on peut également démontrer que les rayons les plus

réfrangibles, sont en même tems les plus
réflexibles. On démontre, par exemple,
qu'à incidence égale, les rayons bleus, qui
sont plus réfrangibles que les rouges, se
réfléchissent aussi plutôt que ces derniers,
et que les rayons violets, qui sont les plus
réfrangibles de tous, se réfléchissent les premiers.

Le blanc et le noir ne doivent point être
rangés parmi les couleurs. Le blanc est un
composé résultant de la combinaison de
tous les rayons colorés, puisqu'on observe
constamment une lumière blanche, soit
lorsqu'un faisceau de lumière non réfracté
par un prisme, vient se peindre sur un plan
qu'on lui oppose, soit lorsqu'un faisceau
réfracté par le prisme, et séparé en sept
couleurs, mais ensuite rassemblé par une
loupe, vient également se peindre sur le
plan opposé.

Le blanc est donc le produit de la réunion des rayons colorés. Newton, voulant
s'assurer ce fait, fit l'expérience suivante:
il fit concasser et broyer des substances qui
portoient chacune une couleur analogue à
celle de chacun des sept rayons primitifs.
Il les fit mêler et combiner ensemble, et il
en résulta un blanc tirant sur le gris, parce
que ce mélange étoit trop imparfait et trop
éloigné de l'exactitude avec laquelle les sept
rayons sont combinés dans un faisceau de
lumière. Que l'on répète cette expérience,

et que l'on supprime quelques-unes des couleurs primitives , la couleur s'éloignera plus ou moins du blanc qu'on auroît obtenu par un mélange complet. On n'appercevra même qu'une différence peu sensible , lorsqu'on supprimera seulement la couleur jaune d'un mélange de cette espèce. D'où on peut conclure que le jaune n'influe point dans le blanc qui résulte du mélange des rayons colorés.

Si le blanc ne peut être rangé dans la classe des couleurs , à plus forte raison le noir doit-il être exclu de cette classe. Ce n'est précisément que la privation de toute lumière et de toute couleur. Un objet peint ou teint en noir , ne se voit point immédiatement par lui-même , mais seulement par les limites qui le circonscrivent. C'est, en général , sous cette apparence que se présentent tous les corps colorés , quelque vives que soient leurs couleurs , lorsqu'on les place dans les ténèbres ; et ce sentiment est trop universellement reçu , dans toute hypothèse quelconque , pour nous y arrêter plus long-tems.

Nombre II.

Des Couleurs considérées dans les objets colorés.

DÈs que les couleurs appartiennent essentiellement à la lumière, dès que chaque rayon de lumière, pris solitairement, est doué d'une couleur primitive et particulière ; ou mieux, dès que chaque rayon a la propriété d'exciter en nous la sensation d'une couleur primitive, fixe et déterminée, on conçoit aussitôt que les couleurs sous lesquelles les objets colorés se présentent habituellement à notre vue, ne sont qu'une modification de la lumière, et que cette modification ne dépend que de la manière selon laquelle les objets colorés réfléchissent ou transmettent les rayons de lumière qui les éclairent. Ce phénomène dépend donc uniquement de la constitution des corps colorés, de la configuration particulière de leurs molécules, de leurs dispositions, qui les rendent propres à réfléchir ou à transmettre tel ou tel rayon coloré, et à absorber les autres, ou à les réfléchir, ou à les transmettre si foiblement que la sensation qui peut en résulter, puisse être comptée pour rien. Ainsi, un corps dont la configuration sera telle qu'il réfléchira plus abondamment les rayons qui souffrent le moins de réfraction, paroîtra rouge, et d'un rouge d'autant plus vif et d'autant plus éclatant, qu'il réfléchira plus abondamment ces sortes de rayons, et qu'il absorbera plus facilement les autres, ou qu'il les réfléchira plus foiblement, si tant est que leur réflexion puisse avoir lieu jusqu'à un certain point ; tel est, par exemple, le vermillon. Certaines fleurs, telles que les violettes, réfléchissent particulièrement les rayons les plus réfrangibles ; aussi paroissent-elles d'une couleur violette. Celles qui ont la faculté de réfléchir des rayons susceptibles de différens degrés de réfraction, ont, en conséquence, leurs parties différemment colorées.

Les corps, en général, se présentent sous deux espèces différentes de couleurs, qu'il est bon de distinguer. Les unes sont changeantes, suivant la différente position de l'œil qui les considère : c'est ce qu'on remarque dans certaines étoffes de soie, dans le satin, dans la queue des paons, etc. Les autres sont permanentes ; elles demeurent constamment les mêmes, sans aucune variation. Cette variété dans les couleurs paroît dépendre des différens degrés d'épaisseur dans les molécules qui constituent la surface des corps colorés.

Nous ne pouvons entrer ici dans le détail des expériences que le grand Newton a faites sur ce sujet, ainsi que sur celles faites par M. Sigaud de Lafond ; ceux qui désireroient satisfaire leur curiosité peuvent consulter l'*Optique de Newton, liv. II*, et le quatrième volume des *Élémens de physique* de M. Sigaud : en satisfaisant leur curiosité, ils leur inspireront le désir de les suivre plus particulièrement.

1°. On y trouvera l'expérience des anneaux diversement colorés entre deux glaces appliquées l'une sur l'autre. Il en résultera qu'à l'endroit où elles se toucheront, on y remarquera une tache noire, entourée de plusieurs anneaux colorés, et dont les couleurs, en les comptant du centre à la circonférence, seront disposées dans l'ordre que voici : noir, bleu, blanc, rouge, *violet*, bleu, vert, jaune, rouge, *pourpre,* bleu, vert, jaune, rouge, *vert,* rouge.

2°. Les changemens occasionnés par un fluide étranger.

3°. L'invariabilité dans les couleurs. On observera que les anneaux colorés sont plus multipliés, mais qu'ils conservent, malgré cela, leurs mêmes couleurs, parce que les couleurs des rayons primitifs et homogènes sont immuables.

4°. Les faits principaux qui font la base de la théorie des couleurs dans les objets colorés, sont : 1°. de produire une liqueur déterminée, en mêlant ensemble deux liquides qui, séparément pris, sont très-limpides, et ne sont douées d'aucune couleur quelconque.

E x p é r i e n c e. La solution du sublimé corrosif, qui fait une liqueur très-claire et limpide, mêlée avec quelques gouttes d'eau de chaux, donne l'orangé.

2°. On change une couleur donnée en une autre couleur différente, par l'addition d'une liqueur limpide et non colorée.

E x p é r i e n c e. Versez quelques gouttes d'huile de tartre sur du sirop de violettes, étendu sur une suffisante quantité d'eau, et la couleur du sirop deviendra verte.

3°. Deux liquides colorés, combinés ensemble, prennent une couleur différente de celle de chacun de ces liquides avant leur mélange.

E x p é r i e n c e s. La teinture de safran mêlée à celle de roses rouges, donne une couleur verte assez belle.

La teinture de violettes, combinée avec celle d'esprit de soufre, forment du cramoisi.

4°. On peut faire perdre aux liquides colorés leur couleur, en les mêlant avec des liquides limpides et non colorés, et rétablir la première couleur, par l'addition d'un liquide également limpide et non coloré.

EXPÉRIENCE. Faites dissoudre du verd-de-gris dans de l'eau, vous obtiendrez une couleur verte plus ou moins foncée ; versez par-dessus de l'esprit de nitre, la couleur sera détruite. Voulez-vous la rétablir, versez sur le mélange une quantité suffisante d'huile de tartre ; l'acide nitreux abandonnera les parties du verd-de-gris qu'il tenoit en dissolution, pour s'emparer de l'alkali fixe que vous lui présenterez, et la première couleur reparoîtra.

Tous ces phénomènes dépendent des loix des affinités. Les liquides qu'on emploie pour ces sortes d'expériences, tiennent en dissolution différentes substances, qui sont tellement bien combinées, qu'elles n'altèrent point leur limpidité, et qu'elles ne leur donnent aucune couleur : mais lorsqu'on combine ensemble deux ou plusieurs de ces substances, il se fait de nouvelles combinaisons, et des précipitations qui deviennent sensibles, par des couleurs que les substances précipitées acquièrent, et qu'elles n'avoient point auparavant. Ces couleurs dépendent donc d'un changement particulier produit dans la disposition des molécules constituantes des substances précipitées, et confirment, on ne peut mieux, la théorie que nous venons de démontrer.

Explication de quelques termes les plus usités en parlant de l'électricité.

Si l'on prend d'une main un tube de verre très-sec et très-net, et que de l'autre, également nette et sèche, on le frotte en montant et en descendant successivement; et qu'après un petit nombre de frictions de cette espèce, on l'approche d'un morceau de papier, d'un fil, d'une feuille de métal, ou de quelqu'autre petit corps léger, ce tube l'attirera d'abord, le repoussera ensuite, l'attirera de nouveau, et conservera ainsi, pendant un tems assez considérable, ce mouvement alternatif d'attraction et de répulsion. Si l'on frotte le tube dans l'obscurité, et qu'on en approche le doigt à la distance d'environ un demi-pouce, on verra paroître, dans cet intervalle, une étincelle brillante, qui éclatera avec un bruit pétillant, et l'on sentira en même tems au doigt une impression semblable à celle que produiroit de l'air qui s'échapperoit avec force d'un tuyau très-étroit.

Ces mouvemens d'attraction et de répulsion; ces étincelles, ce pétillement, etc., sont les effets d'une cause inconnue, que l'on nomme *électricité*, et les effets eux-mêmes s'appellent *phénomènes électriques*. Le tube de verre, ainsi que tous les corps qu'on peut mettre en état de les produire par un moyen quelconque, sont autant de *corps électriques*; et comme ce moyen consiste principalement à les frotter, on dit que le frottement les *électrise*, ou excite en eux le *principe*, la *vertu électrique*. La main ou tout autre corps qui frotte celui qu'on veut électriser, s'appelle le *frottoir* o le *coussin*; et quand, au lieu d'une personne qui frotte un tube, on se sert d'une machine disposée de manière à exciter l'électricité dans un corps électrique, on nomme cette machine une *machine à électriser*. Si l'on suspend à l'extrémité du tube un fil de fer, au bout duquel on attache une boule de métal, ce tube, en s'électrisant, communiquera à celle ci toutes ses propriétés électriques; c'est-à-dire, que, comme lui, elle attirera des corps légers, donnera des étincelles, etc., parce que les émanations de ce fluide passent à la boule par le fil de fer, qu'on nomme, par cette raison, *conducteur de l'électricité*; et tous les corps, en général, qui ont cette propriété de transmettre à d'autres la vertu électrique, s'appellent des *conducteurs* ou *corps anélectriques*, ou *électrisables par communication*

Mais si l'on substitue au fil de fer un cordon de soie, et qu'on électrise le tube,

la boule ne donnera aucun signe d'électricité, parce que la soie en intercepte la communication; aussi appelle-t-on, en ce cas,
ce cordon de soie, et généralement toutes
les substances incapables de transmettre la
vertu électrique, des *non-conducteurs*, ou
corps idioélectriques, ou *électriques par*
eux-mêmes.

Quand un corps repose uniquement sur
des corps électriques par eux - mêmes, on
dit qu'il est isolé. Ainsi, la boule de métal,
employée dans l'expérience précédente, étoit
isolée en ce sens, parce qu'elle ne tenoit
qu'à un cordon de soie, et par conséquent
à une substance *non-conductrice* ou *idioé-*
lectrique.

De l'Electricité.

L'USAGE a consacré le mot électricité
pour désigner une multitude de phénomènes
dépendans tous de la matière ignée, modifiée d'une manière particulière. Ces phénomènes qui, dans leur origine, ne laisse-
rent entrevoir aucun rapport avec la matière
du feu, et qui ne se manifestèrent, pendant
une longue suite de siècles, que par de simples attractions, furent d'abord découverts
dans l'ambre jaune, autrement dit le succin,
le karabé, que les Grecs désignoient sous le
nom d'electron. Les Latins connurent cette
même substance, et l'appellèrent elec-

rum , et les françois se servirent du terme électricité , moins pour désigner l'ambre lui même que pour consacrer la mémoire de sa vertu attractive.

On peut considérer ces fluides sous trois manières différentes ; l'électrécité absolue, l'électricité spécifique, et l'électricité sensible. La première est celle qui est contenue dans le vaste espace de l'univers , et qui est peut-être le premier principe du mouvement et de la vie ; la seconde est celle que chaque corps en contient eu égard à sa capacité propre à recevoir et à retenir ce fluide ; il est à présumer qu'elle se trouve différente en chacun d'eux, et il est fort difficile d'en déterminer les rapports. Enfin, la dernière est celle qui paroît à nos sens et nous donne par ce moyen une grande prise pour l'analyser , aussi c'est presque sur elle que doivent rouler toutes les expériences électriques.

La nature de l'électricité donne lieu à bien des systêmes et l'on peut à cet égard se livrer à toutes les conjectures que peut enfanter l'imagination ; mais en nous contenant dans les bornes de notre foible intelligence, nous conviendrons de bonne foi que le fluide électrique ne nous est pas plus connu dans les principes , que la lumière, le mouvement ; les connoissances auxquelles nous pouvons donc prétendre sur ce fluide sont celles qui nous offrent les phénomè-

nes par lesquels il devient le sujet des
expériences.

Avant de passer aux phénomènes électriques je crois nécessaire de donner une idée
des appareils électriques.

Hawsbee fut le premier qui imagina de se
servir de tubes de verre pour opérer tous
les effets qu'on connoissoit alors ; et comme
il se bornèrent pendant longtems à de simple
attraction, il est constant qu'un tube étoit
suffisant et moins embarassant que toute
autre machine pour répéter de semblables
expériences ; mais les travaux et les recherches de plusieurs célèbres physiciens firent
concevoir à Hawsbee que le service d'un tube
ne seroit point assez étendu ; et il imagina
de faire mouvoir rapidement un globe sur
son axe Ce fut avec cet apareil qu'il éten-
dit singuliérement le nombre des découvertes électriques , et qu'il surpassa ceux
qui l'avoient dévancé dans cette carrière.

Plusieurs inconvéniens ont fait abandonner
cette machine : le premier, son volume qui
la rendoit embarrasante ; le second, la nécessité où l'on étoit de frotter le globe avec la
main ; le troisième , et auquel on ne peut
encore parer, c'est la détonation foudroyante,
à laquelle les globes , les cylindres et tous
les autres vaisseaux de cette espèce, sont sujets lorsqu'on les frotte , en les faisant tourner sur leur axe.

Ces inconvénients nous démontrent bien

clairement que les machines électriques adop-
tées depuis plusieurs années méritent la préférence. Outre la sureté avec laquelle on peut
employer ces sortes de machines, elles ont
encore cet avantage, lorsqu'elle ont une certaine grandeur, de produire beaucoup plus
d'effet que les meilleures machines à globes
dont ont faisoit usage auparavant.

Plusieurs autres machines ont été depuis
imaginées ; on peut consulter à ce sujet le cabinet de physique de M. Sigaud de la Fond.

Des Phénomènes électriques.

LES premiers phénomènes que produit le
fluide électrique sont ceux de la lumière et
de la combustion. L'on est d'abord tenté
d'embrasser l'opinion de quelques physiciens
qui le confondoient avec le feu primitif; mais
l'on est bientôt détourné de cette pensée par
l'impossibilité d'expliquer, dans ce système,
un grand nombre de propriétés particulières
à ce fluide. On observe bientôt que le fluide
électrique est de tous les fluides élastiques celui qui est le plus susceptible de compression
et d'expension, et que son expension est d'autant plus grande qu'il est plus fortement com-
primée. 2°. qu'il obéit aux grandes loix de la
nature, les affinités et la tendance à l'équilibre 3°. enfin, qu'il se comporte à l'égard du
corps comme la chaleur dans l'électricité
absolue,

absolue, l'électricité spécifique, et l'électricité sensible,

Le fluide électrique paroît universellement
répandu dans tous les corps de cet univers,
et les remplit tous au même dégré. C'est cet
équilibre qui l'empêche d'apparoître à nos
yeux lorsqu'il est satisfait ; et c'est encore
cet équilibre qui force l'électricité sensible à se manifester lorsque des corps mis en
contact n'ont pas les quantités de fluides
électriques relatives à leur capacité.

Que deux personnes soient placées chacune
sur un isoloir, et que l'une d'elles frappe l'autre
avec une peau de chat sauvage, ou autre,
après un moment de cette action ; si les deux
personnes qui étoient en équilibre aupara-
ant, se touchent du doigt, l'étincelle paroît,
et l'une est électrisée en plus et l'autre en
moins : c'est celle qui est frappée qui l'est
en plus. Ce phénomène tient à ce principe
e méchanique, que tout choc change l'état
ctuel d'un corps, et par conséquent altère
n lui les capacités électriques.

Un bâton de cire cassé montre également
e double effet.

Un homme sur l'isoloir tient dans sa main
n tube de verre et il le frotte, un fil très-
éger est suspendu à un corps non isolé ; le
il se trouve attiré par le tube et par la main ;
ais d'une électricité différente ; l'une est
ositive, qui est celle du tube, et l'autre
égative : le verre, la soie, les résines,

l'ambre , etc. , sont électriques plus ou moins ; peut - être tous les corps le sont, mais ceux qui sont bons conducteurs , tels que les métaux , n'en donnent aucune marque , à moins qu'ils ne soient isolés. L'expérience qui suit va le démontrer. Un conducteur est isolé, et on frappe avec la peau un moment, et il donne des étincelles très-vives. Si l'on frotte une paire de bas de soie avec une peau , et qu'on la mette ensuite sur le conducteur , il donnera une étincelle, même en retirant les bas. Il y a une machine , inventée par Nierle , qui a l'avantage d'être positive et négative à volonté : elle a deux conducteurs , dont l'un charge l'autre.

Autre expérience : que l'on mette des boules de sureau dans un vase ; que l'on fasse communiquer au conducteur par une tige de métal , portant à son extrémité pendulaire une plaque de métal parallèle à la base du verre , laquelle doit être aussi de métal ; les boules de sureau s'agitent de bas en haut, lorsque l'on met la machine en jeu ; mais cet effet n'a point lieu si l'on applique une tige de métal sur le conducteur ; et lorsque la tige , sans être en contact avec le conducteur , est plongée dans l'air environnant, elle détruit au moins une partie de cet effet.

De toutes les expériences que l'on a faites sur l'électricité , celle du cerf volant électrique est, sans contredit, une des plus belles ; elle a été imaginée par le docteur Franklin, et c'est peut-être à cette occasion que l'on a dit : « O homme, prends » garde à toi, tu tiens la foudre. » En effet, la fable de Prométhée n'en est plus une, on dérobe le feu du ciel ; et lorsque l'on fait cette expérience dans un moment favorable, on voit cette matière de feu descendre en torrent à la volonté de l'homme, qui la maîtrise et la conduit à son gré. Voici l'expérience : on arme d'une pointe un cerf volant, qui communique à une tige de métal par un fil aussi de métal. La pointe va puiser le fluide électrique dans les plaines de l'atmosphère, et rejette cette électricité par l'extrémité de sa tige ; lorsqu'il y a solution de continuité, on rend cette électricité à la terre, quand une chaîne la touche. Le balon pourroit être substitué avec avantage au cerf volant, sur-tout si l'orage étoit commencé.

On peut modifier ces sortes de phénomènes de quantité de manières plus agréables les unes que les autres. De petites figures peintes sur un carton ou papier un peu épais, qu'on découpe suivant les contours de la figure, pour être mises sur une platine de métal de cinq à six pouces de diamètre, et présentées à quelques pouces au-dessous d'une platine semblable suspendue au conducteur, conséquemment électrisée, par l'intermède de ce conducteur, sont aussitôt attirées par cette dernière, et repoussées contre celle de dessous. Ces attractions et répulsions se répètent alternativement tant qu'on soutient l'électrisation; elles font observer des mouvemens singuliers aux figures qai paroissent danser entre les deux platines.

Un phénomène de ce genre aussi agréable, mais plus intéressant que les précédens, c'est le carillon électrique. Il ne présente, au premier aspect, qu'une expérience amusante; mais on peut tirer parti de cette expérience, et s'en servir très avantageusement pour indiquer l'électricité des nuages, comme M. de Buffon le pratiqua d'abord, et comme plusieurs l'ont fait, avec le plus grand succès, par la suite.

Cet instrument peut avoir différentes formes. On peut se contenter de deux timbres seulement; il ne s'agit que de les disposer convenablement, pour que les petites boules qui viennent frapper un timbre électrisé, puissent se porter sur un autre qui ne l'est point. On se sert habituellement de trois timbres suspendus sur la longueur d'une tige de métal, qui porte, vers son milieu, un crochet, pour qu'on puisse l'attacher à l'un des conducteurs. Deux de ces timbres sont attachés de part et d'autre, à une chaîne de métal qui pend des extrémités de la tige; le timbre du milieu est suspendu à un fil de soie , ainsi que deux petites boules de métal, qui servent de battant, et qui pendent, de part et d'autre, entre le timbre du milieu, et chaque timbre latéral. De l'intérieur du timbre du milieu, pend une chaîne de métal, qui doit descendre et traîner sur le pavé, ou qu'on peut tenir à la main pendant le temps de l'expérience.

Cette construction donnée, on conçoit que dès qu'on électrise l'appareil, les deux timbres latéraux sont électrisés, par l'intermède de la chaîne à laquelle ils sont suspendus , et qui communique avec le conducteur. Le timbre du milieu reste dans son état naturel, puisqu'il est isolé par un fil de soie. Il en est de même des petites boules de métal, qu'on peut considérer ici comme des corps légers, puisque l'effort de leur pésanteur est détruit par leur suspension. Ces deux boules sont donc aussitôt attirées par les timbres latéraux qu'elles viennent frapper : elles se chargent en même tems d'une portion de leur électricité, et sont sur-le-champ mises en répulsion. Cet état de répulsion qui les éloigne des timbres latéraux, les porte sur le timbre du milieu qu'elles frappent, et sur lequel elles perdent l'électricité qu'elles viennent de recevoir. Celui-ci la transmet par l'intermède de sa chaîne, et la dissipe dans le réservoir commun.

Le carillon électrique, tel que les physiciens électrisans l'ont construit, étant adapté à un appareil isolé au haut d'un édifice, est un moyen, on ne peut plus simple et plus commode, pour reconnoître les momens qui peuvent être favorables à ces sortes d'expériences. Il indique les momens où les nuages fournissent de l'électricité à l'appareil : il indique même, par la rapidité avec laquelle les sons se succèdent, et souvent par les étincelles qui sautent des timbres latéraux à celui du milieu, la quantité d'électricité dont l'appareil se trouve chargé ; ou mieux, les circonstances dans lesquelles cet appareil est plus fortement électrisé, et conséquemment les momens où il faut apporter plus de précautions pour faire les expériences qu'on se propose de faire avec un appareil de cette espèce.

Il existe beaucoup d'autres expériences, qui démontrent que la répulsion électrique suit immédiatement après l'attraction. Je ne vais que les indiquer ; par la suite je ne ferai que détailler l'expérience la plus propre à éclaircir la proposition ; les autres ne seront qu'énoncées.

Deux fils de lin suspendus librement sur le conducteur, ou à une tige de métal qui communique avec les deux grands conducteurs, s'écartent et s'éloignent du parallélisme qu'ils observoient avant qu'ils fussent électrisés.

On conçoit delà facilement, que si plusieurs fils étoient attachés ensemble , et qu'ils fussent suspendus pour être électrisés, tels que ceux dont je viens de parler ; on conçoit , dis-je , aisément, qu'ils feroient effort pour s'écarter, et qu'ils s'écarteroient en différens sens. C'est ce qu'on observe lorsqu'on suspend au conducteur une frange de fils , tournée sur elle-même en forme de houpe, ou lorsqu'on monte sur le conducteur une tige de métal , qui porte des plumes dont les barbes sont très-longues et très-flexibles.

Il y a un instrument bien intérressant et bien ingénieux, dû à M. Gray ; c'est le planetaire électrique : il est formé d'un plateau de verre, garni de trois rayons, qui se joignent au centre , et qui soutiennent un cercle concentrique , et plus petit d'environ un pouce et demi que le plateau : il est incrusté dans celui-ci, et il n'excède aucunement sa surface : à la circonférence du plateau il y a une boule de verre , d'environ deux pouces de diamètre, la plus ronde possible. Lorsque l'on fait aller la machine , cette boule tourne autour de ce cercle assez rapidement, et décrit une courbe , dont l'analyse seroit très-difficile à faire. Il nous reste à dire deux mots de plusieurs expériences et instrumens.

On met deux petits signes d'émail sur un bassin d'eau; une personne qui est isolée, leur montre son doigt ou une tige de métal garnie d'une boule et d'une pointe : lorsqu'elle leur présente la boule, ils semblent chercher à l'atteindre : la pointe produit l'effet contraire ; ils fuient : en voici la raison. Les pointes ont la vertu de soutirer d'assez loin l'électricité ; il se forme un courant qui repousse les petits signes.

Il y a encore le poisson de Franklin, qui nage dans l'atmosphère et qui environne le conducteur : l'ébarbure du chardon, qui fait l'effet du volant, en revenant du conducteur à une boule qu'on lui présente.

De la communication et de la propagation de l'Électricité.

La propagation du fluide électrique dans les corps conducteurs a une vitesse indéfinie, mais si considérable, que cette propagation paroît instantanée, quoiqu'il y ait réellement une succession. On démontre cette propriété, en faisant passer l'électricité sur un conducteur de plus de 80 pieds. Cette expérience a été répétée sur des distances beaucoup plus considérables, par M. Gray, en Angleterre, et par M. Meunier, en France. Il est aisé de sentir que si cette transmission de l'électricité nous semble instantanée , c'est que nos organes sont trop imparfaits pour mesurer le tems dans lequel elle se fait. Le tems que la lumière emploie à franchir la distance du soleil à notre planète, peut servir à nous former l'idée de la vîtesse dont le fluide électrique peut être doué : quoique cette vîtesse nous paroisse inférieure à celle de la lumière. On peut comparer les molécules du fluide électrique dans leurs mouvemens, à celui des boules d'ivoire, par l'effet qu'elles produisent les unes sur les autres. Cette expérience se fait de cette manière : on suppose que tous les corps sont imprégnés de fluide électrique, qui se meut avec facilité dans les pores de certains corps, comme nous aurons occasion de le faire observer par la suite : delà, qu'on communique la vertu électrique à l'une des parties d'un corps, on communique en même tems un mouvement de translation à la matière semblable qui réside dans les pores de ce corps, et ce mouvement se transmet à-peu-près de la même manière que celui qu'on imprime à la dernière d'une file de biles élastiques contiguës les unes des autres, dont on choque la première. Or, on sait qu'on ne peut saisir et apprécier le tems qui se passe entre le mouvement de la première et de celui de la dernière des biles, quelque longue que soit la série qu'elles forment dans la même ligne. C'est à M. Gray que nous devons la connoissance de

la propagation indéfinie du fluide électrique:
il fut lui-même conduit à cette connoissance
par hasard, en augmentant son conducteur,
qui d'abord étoit soutenu par des cordons
de soie ; mais ces cordons ayant cassé, il
les remplaça par des fils de métal, et la
transmission n'ayant plus lieu, il imagina
être arrivé au *maximum*. Il diminuâ son
conducteur, et il reconnut que cela tenoit
à la suspension, et que cette suspensiou
établie comme auparavant, lui permettroit
d'étendre son conducteur jusqu'à l'infini.
Aussi M. Vinkler parvint-il à transmettre
l'électricité à la distance de 12,576 pieds
dans l'espace d'une seconde.

L'observation de M. Gray et de M. Whee-
ler, concernant la nécessité d'employer des
fils de soie, pour soutenir les corps qu'on
veut électriser par voie de communication,
donna lieu à des recherches plus particulières sur cet important objet de l'électricité.
On parvint à découvrir que pour communiquer efficacement la vertu électrique aux
corps qui ne sont susceptibles de la recevoir
que par voie de communication, il falloit
nécessairement les suspendre à des corps
électrisables par frottement, ou les appuyer
et les soutenir sur des corps de cette espèce.
Quelque susceptibles qu'on puisse supposer ces derniers de pouvoir s'électriser également par voie de communication, ils ont
cet avantage, qu'ils ne transmettent point

au-delà la vertu électrique qui leur arrive : ils sont donc propres , par cette raison , à arrêter , si on peut s'exprimer ainsi, à retenir l'électricité qu'on veut accumuler sur ceux qui la reçoivent par voie de communication ; et c'est depuis qu'on est instruit de cette propriété des corps électrisables par frottement , qu'on s'en sert pour soutenir ceux qu'on électrise par voie de communicatien. Cette manière de disposer ces derniers , s'appelle isoler , c'est-à-dire , disposer ces corps de manière que l'électricité qu'on leur communique, ne puisse se transmettre et se dissiper dans la terre , que nous regardons comme le réservoir commun de la matière électrique.

C'est pour cette raison que le principal onducteur de nos machines électriques est outenu sur des colonnes de crystal ; c'est ar la même raison que les deux grands onducteurs que nous ajoutons à cet appaeil, sont suspendus au plancher par des ordons de soie ; c'est pour la même raison jue l'on fait monter les personnes que l'on eut électriser sur une espèce de tabouret e bois, soutenu par quatre colonnes de rystal.

L'électricité se précipite sur tous les corps nvironnans. Si on présente à un conducteur n corps aussi conducteur , cette électricité e manifeste alors sous la forme apparente 'une combustion, c'est-à-dire, par la lumière,

et se précipite sur ces corps en produisant
l'étincelle : mais ce n'est point une combustion ; c'est peut-être le feu primitif, ou plutôt la cause première de la combustion.

Otto de Guerik fut le premier qui s'apperçut des étincelles que lance un corps
éléctrisé, et de l'éclat qui les accompagne.
Hawsbée et M. Gray s'apperçurent que ces
étincelles s'élançoient à la distance d'un
demi-pouce d'un tube récemment frotté, et
ils entendirent parfaitement l'éclat qu'elles
produisoient ; mais personne avant M. Du-
fay n'avoit eu la satisfaction de tirer de
semblables étincelles d'un corps animé,
rendu électrique à l'approche d'un verre récemment frotté.

Ces effets sont bien plus sensibles actuellement que nos appareils sont susceptibles d'une plus forte électricité. Les étincelles s'élancent à la distance de plusieurs
pouces ; leur pétillement s'etend à une distance considérable, et l'impression qu'elles
font au doigt qui les reçoit, est très-sensible
et très-caractérisée. Nous allons en avoir la
preuve par l'inflammation des substances
inflammables.

On enflamme habituellement l'esprit de
vin ordinaire ; et pour que le succès de
l'expérience soit plus assuré, il faut avoir
soin de le faire chauffer auparavant.

Cette expérience se fait de différentes manières ; la plus simple consiste à suspendre

une boule de métal à une tige qui communique avec les grands conducteurs, et à présenter sous cette boule le vaisseau qui contient l'esprit de vin ; de manière que l'électricité porte directement sur l'esprit de vin, et non sur les bords du vaisseau.

Une autre manière est d'isoler une personne, communiqnant au conducteur ; si elle plonge brusquement le doigt, lorsqu'elle est chargée d'électricité, dans la liqueur, l'étincelle qui part de la personne électrisée allume l'esprit de vin.

On enflamme de même (1) la liqueur anodine d'Hoffman et l'éther vitriolique.

Non-seulement on allume l'esprit de vin par une étincelle électrique ; mais on allume aussi une bougie que l'on viendroit d'éteindre, en faisant passer l'étincelle dans la petite colonne d'air inflammable qu'elle conserve.

Une forte charge d'électricité enflamme aussi du coton impregné d'une poudre de résine et d'encens.

On allume de même une petite fusée par des étincelles déchirantes produites par la décharge d'une jarre ou autre grande bouteille, ayant pour conducteur le bois.

------

(1) Dans le co[illegible] [illegible]mic, tome IV, nous expliquerons ce q[illegible] [illegible] la liqueur anodine d'Hoffman et l'ét[illegible]

L'électricité se comporte dans les différens canaux, absolument comme l'eau dans les tuyaux hydrauliques. Voici deux expériences qui prouvent que l'eau est conducteur ; on arrange un pistolet de Volta, assez éloigné, avec un fil de fer ; quelqu'un tire l'étincelle et communique avec une personne qui a une main dans l'eau ; on plonge le fil de fer du pistolet en tirant l'étincelle; il part de même avec deux petits jets d'eau que l'on fait dans un vase ; cela peut même communiquer jusqu'à un troisième étage.

Une personne isolée fait apparoître l'étincelle entre elle et la personne qui est en communication avec le réservoir commun, et qui se trouve à la distance explosive de cette même personne isolée et qui touche au conducteur. Si la personne non isolée approche du conducteur, à la distance explosive, le même effet a lieu entre elle et le conducteur. Cette expérience représente la série des vases hydrauliques.

Lorsque l'électricité est accumulée sur un conducteur, si on lui en fait toucher un autre, elle se repartit en raison des capacités qu'on lui présente.

Le fluide électrique n'est retenu dans le conducteur que par deux moyens ; le premier est celui de l'action propre des parties du métal sur celles du fluide : le second, la réaction de l'atmosphère contre l'électricité de ce fluide, qui fait continuellement effort pour échapper ; mais quelque soit cette réaction de l'air atmosphérique , elle ne peut néanmoins contenir toutes les parties du fluide électrique dans le métal emprisonné ; il s'échappe donc à chaque instant une infinité de ces particules électriques , qui sont disséminées dans l'air environnant , et forment, par cette précipitation, pour ainsi dire, chimique , ce qu'on appelle l'atmosphère électrique, dont l'électricité est toujours soumise au conducteur qui l'a produit. Les limites de cet atmosphère dépendent de l'affinité de l'air avec le fluide. La lumière qui apparoît dans l'étincelle électrique , appartient à la substance propre de l'électricité ; quant au bruit , il est comme celui d'un coup de fouet. Il produit la rentrée de l'air dans le vide ; la boule sollicite l'étincelle , parce qu'elle oppose une telle surface au fluide qui vient se précipiter sur celle que la résistance de l'air qui s'oppose à l'expansion de ce fluide, est infiniment plus considérable que dans les cas où la pointe est présentée au conducteur. En effet, la pointe ne peut déterminer l'électricité qu'à une distance très-petite ; d'où il suit que la distance explosive est relative.

Ce qui paroit extraordinaire, c'est qu'une pointe présentée à un conducteur le décharge dans un moment et sans aucun bruit sensible ; il n'en est pas de même de la boule, ainsi que d'un autre conducteur cilindrique, ou autrement il seroit très-près d'un infiniment chargé. S'il n'est point assez près pour tirer l'étincelle, il n'aura pas un atôme de l'électricité, à moins qu'il ne tire l'étincelle ; il en auroit beaucoup s'il avoit une pointe. Une personne isolée prés du conducteur tire des étincelles ; mais si elle le touche, il ne donnera plus pour cette personne aucun signe électrique ; au contraire qu'une qui ne l'est pas essaye d'avoir une étincelle, elle l'obtiendra.

Il paroît que c'est l'air qui force l'électricité à s'accumuler autour du conducteur, et c'est d'aprés cela que l'on explique la différence de la pointe aux corps mousses ; l'air pesant, ainsi que les autres liquides, en raison de la base et de la hauteur. Si l'on présente une boule, la résistance du fluide pour l'atteindre sera bien plus grande que si c'est une pointe, qui ne présente qu'un point de résistance ; elle saisit donc toute celle qui l'environne ; et comme ce fluide a une extrême ténuité et vitesse, elle en soutire dans un moment une quantité immense. Qu'une personne isolée, tenant au conducteur, présente une pointe vis-à-vis de la figure d'une personne, celle-ci seul aura une insufflation très-sensible. Si celle qui tient au réservoir commun présente à celle qui est isolée cette pointe, celle-ci sentira la même insufflation ; et si l'on veut voir quelles lignes décrit le mouvement électrique, on prend de petits bouts de fils fins que l'on tient à la main : on voit
que

que cela se fait par rayons-divergens. Ce phénomène fut originairement observé par M. Gray, en 1734. Il avoit imaginé de suspendre, à des cordons de soie, une barre de fer pointue à ses deux extrémités, mais dont les pointes étoient mousses ; et s'apperçut, dans l'obscurcité, qu'en approchant un tube récemment frotté d'une des extrémités de cette barre, il s'élancoit de l'autre extrémité, un cône lumineux, auquel il donna le nom d'aigrette électrique, qu'on lui a toujours conservé depuis. Frappé de cette découverte, il la modifia de différentes manières, et toujours avec le même succès.

Une grosse chaîne attachée par ses extrémités, à deux grands conducteurs, produira des aigrettes très-sensibles. Les aspérités qui se trouvent sur sa surface ; l'incertitude de la jonction de ses anneaux, en fourniront de plus ou moins longues, et plus épanouies ; qu'on distinguera facilement dans l'obscurité. Il ne s'agit que de présenter à quelque distance de l'endroit où elles paroissent, un corps étranger quelconque ; le dos de la main, par exemple. On détermine par ce moyen, la matière électrique à se porter plus abondamment au dehors et les aigrettes en sont plus belles.

Lorsque nous aurons développé la théorie de Franklin, concernant la bouteille de Leyde, on concevra facilement qu'elles doivent être encore plus belles, plus longues et mieux

<table>
<tr><td>*Tome I.*</td><td>R</td></tr>
</table>

épanouies, si, après avoir chargé d'électricité une bouteille revêtue intérieurement et
extérieurement d'une substance métallique,
on la saisit par le crochet, en ayant soin, toutefois, de l'isoler, avant de toucher à ce crochet ; et si dans cet état on présente le ventre
ou le cul de cette bouteille à l'anneau du conducteur, on en remarque souvent d'un pied
de longueur.

L'aigrette divergente annonce l'électricité
positive, le point lumineux démontre qu'elle
est négative.

Le fluide électrique en stagnation dans les
corps, occupe leur surface.

La capacité des corps n'est pas en raison
des masses. Une sphère creuse de même surface, contient autant d'électricité qu'une autre
sphère pleine de même diamètre. Les corps
hétérogènes diffèrent dans leurs propriétés
électriques, lorsqu'ils sont considérés comme
des canaux ; mais leurs capacités sont les mêmes, quand ils ont des surfaces et des figures
égales : d'où il suit que deux boules, dont
l'une seroit de bois et l'autre de métal, seroient capables de même capacité d'électricité, si elles étoient de surface égale. Cependant, deux corps pourroient avoir la même
surface, et n'être pas de même capacité ;
le plus large est aussi avide d'électricité.

Le fluide électrique apparoît par l'étincelle autant de fois qu'il y a solution de

continuité : c'est à cette propriété qu'il faut rapporter les illuminations électriques.

L'électricité ne peut apparoître que lorsque l'équilibre est rompue. Deux personnes isolées, en communication avec le conducteur, ne peuvent se donner de l'électricité ; mais elles peuvent la rejetter à l'approche du corps qui est en contact avec le réservoir commun, et même dans le cas où ils sont en contact. C'est là, la raison pour laquelle les habitans de la terre ne peuvent, dans leur état naturel, se donner de l'électricité. Si les deux personnes précédentes, toujours isolées, communiquent, l'une au conducteur positif, et l'autre au conducteur négatif de la machine de Nierne, elles peuvent se tirer des étincelles, en recevoir ou en donner au corps du réservoir commun ; si les deux personnes sont en contact, le corps qui fait partie du réservoir commun ne peut plus solliciter l'étincelle. D'où il suit que les mots positif et négatif ne sont que relatifs dans la machine de Nierne. Le côté qui donne est regardé comme positif, et celui qui reçoit, est regardé comme négatif.

Si les deux conducteurs de la machine précédente sont en communication, l'étincelle ne peut être sollicitée d'aucun côté : l'on peut cependant la faire apparoître en l'isolant, et en dirigeant une pointe sur le cylindre de verre : l'on peut alors déterminer l'électricité sensible en se présentant à l'un des conducteurs, et, cette opération finie, la personne non-isolée ne peut plus rien sur l'électricité de cette machine dans son contact avec l'un ou l'autre de ses conducteurs. Mais si la pointe étant seulement en communication avec le réservoir commun, on le présente au contact de l'un des conducteurs, elle lui rend l'électricité dont le système est dépouillé.

M. Charles a une machine à plateau, tellement disposée, qu'elle peut remplacer la machine de Nierne. Une pointe servant de conducteur étant en contact avec un plan porté à l'extrémité d'un autre conducteur, et ces deux conducteurs étant isolés, lorsque le fluide entre par la pointe, on apperçoit une aigrette divergente ; et lorsque le fluide entre par le plan, la pointe laisse voir un point lumineux à son extrémité. Deux fils pendulaires à l'extrémité d'une tige de métal, laquelle est isolée, divergent, lorsqu'on applique sur cette tige un corps électrisé ; mais si, après lui avoir donné de l'électricité positive, on veut lui donner de l'électricité négative, les fils rentrent sur eux-mêmes pour diverger. Il en est de même, quand la première électricité étant négative, la seconde est positive ; de manière que lorsque les électricités semblables entrent en répulsion, celles qui sont opposées, entrent, au contraire, en attraction.

Expérience de Leyde.

La bouteille de Leyde est une des choses les plus intérressantes et les plus extraordinaires de toute l'électricité : elle fut trouvée à Leyde vers l'an 1746 par Mussenbroek. Ce physicien, voulant reconnoître la propriété conductrice de l'eau, détermina l'émission du fluide électrique dans une jarre, en faisant communiquer le conducteur dans l'eau ; et comme il touchoit l'eau, en continuant d'embrasser la jarre, il fut renversé par la commotion.

Voici ce que se proposoit d'examiner le physicien électrisant. Mussenbroek, observant que les corps électrisés, exposés à l'air de l'atmosphère, toujours rempli de particules conductrices de différentes espèces, perdoient bientôt leur électricité, et ne pouvoit en retenir qu'une petite quantité, imagina, que si les corps électrisés étoient terminés de tous côtés par des corps électriques par eux-mêmes, c'est-à dire, par des corps idio-électriques, ils pouvoient être capables de recevoir et de conserver plus d'électricité. Il fit donc des expériences pour vérifier leur idée, en renfermant de l'eau et en l'électrisant dans des vaisseaux de verre. En répétant une expérience de ce même genre, Mussenbroek, tenant par hazard d'une main le vaisseau de verre qui contenoit l'eau électrisée par une chaîne qui pendoit du conducteur de la machine, et voulant détacher cette chaîne de l'autre main, pour emporter le vaisseau, lorsqu'il supposa que l'eau étoit suffisamment électrisée ; il se sentit frapper sur les bras et sur la poitrine d'un coup subit.

Pour faire cette expérience, on se sert d'une bouteille de verre de moyenne grandeur, revêtue intérieurement de limaille de fer, qui y est adhérente par une couche de vernis gras, et extérieurement d'une feuille d'étain laminé, collée avec de la colle ordinaire. Le cul de cette bouteille est renfoncé, et on mastique, dans cet enfoncement un crochet de métal ; la garniture extérieure est continuée en-dessous jusqu'au crochet. La bouteille est fermée par un bouchon de liège, traversée d'une tige de métal de deux lignes ou environ de grosseur. Cette tige porte à son extrémité inférieure une espèce de houpe faite de plusieurs brins de fil de cuivre, qui distribuent l'électricité qui y aborde, à la surface intérieure de la bouteille. L'extrémité supérieure de la même tige se termine en forme de crochet, au bout duquel on visse une petite boule de métal, et c'est cette tige que l'on appelle le crochet de la bouteille.

Si on suspend une bouteille de cette espèce à l'un des grands conducteurs, et si, lorsqu'elle est suffisamment électrisée, on

touche d'un doigt sa garniture extérieure,
et de l'autre main le crochet, ou toute autre partie de l'appareil qui communique
avec ce crochet, on éprouve alors une
commotion proportionnée à la dose d'électricité communiquée à la bouteille, et à la
sensibilité de la personne qui se soumet à
cette épreuve. Quatre ou cinq tours d'une
machine électrique suffisent pour qu'une
personne très-sensible puisse éprouver cette
impression, et elle n'en est point alors fortement ébranlée.

Pour que la commotion soit donnée à
plusieurs personnes en même tems, voici
comme l'on procède. On suspend une bouteille par son crochet, à une tige qui communique à l'un des grands conducteurs. On
attache une chaîne au petit crochet qui se
trouve mastiqué sous le cul renfoncé de la
bouteille, et l'on donne cette chaîne à tenir
à une personne ; celle-ci prend par la main
celle qui l'avoisine ; enfin, on peut admettre
tel nombre de personnes que l'on désire : on
a soin de disposer cette chaîne de personnes
de manière que la dernière soit en état de
toucher au crochet de la bouteille, ou à
quelques-unes des parties de l'appareil qui
communiquent avec l'intérieur de cette bouteille. On électrise celle-ci plus ou moins,
suivant l'énergie que l'on veut procurer à la
commotion ; et lorsqu'on juge que la bouteille est suffisamment électrisée, on fait

tirer l'étincelle à celle qui est chargée de cette opération ; toutes ressentent en même tems l'effet de la commotion.

Il n'est pas nécessaire, pour le succès de cette expérience, d'employer une bouteille, ou toute autre vaisseau quelconque. Elle réussit également bien avec un carreau de verre ou de glace. Il faut, à cet effet, y appliquer deux conducteurs, c'est-à-dire, y coller deux feuilles de métal, une sur chacune de ses surfaces ; en ayant soin toutefois de laisser à découvert les bords du verre à dix-huit lignes au moins de largeur, pour que l'électricité accumulée sur l'une des surfaces du verre, ne puisse, par l'intermède des conducteurs, se porter à la surface opposée.

Il y a encore une bouteille de Leyde, ou qui en fait la fonction ; c'est le cadre des conjards, inventé par Franklin, parce qu'il s'en servit pour tourner en ridicule les royalistes pendant la révolution d'Amérique. Ce tableau n'étoit autre chose qu'une glace sur laquelle il colla le portrait du roi, de manière qu'il cacha le métal qui se présentoit à la vue, mettant une surface avec le réservoir commun, et l'autre en communication avec le conducteur. Le tableau ainsi électrisé, il retiroit sa commotion avec le réservoir commun ; et, en mettant une couronne d'argent sur la tête du portrait, il la faisoit prendre ensuite

à différentes personnes. Il donnoit la commotion plus ou moins forte, ou ne leur faisoit rien sentir, selon qu'il mettoit adroite-
ment une surface avec le réservoir commun ;
et lorsqu'il vouloit éprouver des personnes
sur leur opinion, il les mettoit en contact
d'une surface à l'autre de ce tableau. On
peut arranger ce tableau dans des apparte-
mens de manière que les curieux reçoivent
la commotion.

Théorie de la bouteille de Leyde.

Le docteur Franklin, à qui l'on doit la
théorie de la bouteille de Leyde, crut d'a-
bord que c'étoit l'effet d'une propriété particulière du verre ; mais il reconnut bientôt
que tous les corps non conducteurs pouvoient
constituer des bouteilles de Leyde.

Lorsqu'on augmente la quantité naturelle
de fluide électrique qui appartient à un
corps, comme il arrive, par exemple, lorsqu'on électrise un conducteur, une personne isolée, ou tout autre corps de cette
espèce, ce corps contient alors une quantité surabondante de matière électrique ;
et c'est cette quantité surabondante que
Franklin appelle électricité positive, ou
électricité en plus ; expression qui désigne
parfaitement l'état d'électricité dans lequel
ce corps se trouve alors. Ainsi, électriser
positivement, ou électriser en plus un corps

quelconque, c'est ajouter à la dose d'électricité qu'il contient naturellement.

L'orsqu'au contraire on enlève à un corps
quelconque une portion de son électricité
naturelle, et qu'on l'empêche de puiser
dans le réservoir commun, ou dans les
corps environnans, la quantité d'électricité
dont on le dépouille, c'est, suivant Frank-
clin, électriser ce corps négativement, ou
en moins. Il appelle donc électricité négative, ou en moins, le déchet qu'un corps
peut éprouver dans la quantité d'électricité
qu'il doit contenir naturellement; et cette
expression désigne également bien l'état
actuel d'un corps auquel on vient d'enlever
une portion de son électricité naturelle.

La bouteille de Leyde se charge, quand elle
communique par son intérieur au conducteur, et par son extérieur avec le réservoir
commun. Si l'on met une communication
de l'intérieur de la bouteille à l'extérieur,
lorsqu'elle est chargée, l'on obtient une
forte étincelle. Au contraire, si l'on suspend cette bouteille au conducteur, et
qu'elle ne soit pas en communication avec
le réservoir commun, elle ne se charge pas
sensiblement.

Une personne isolée, rend à toute autre
personne, la quantité d'électricité qu'elle a
dérobée au conducteur. Il n'en est pas de
même de la bouteille de Leyde ; elle ne
laisse pas échapper son fluide, quoique l'on

mette son intérieur en communication avec
le réservoir commun : on peut le prendre
par son crochet. Le fluide ne laisse aucune
trace, après que la bouteille de Leyde a été
déchargée, ni dans cette bouteille, ni dans
l'excitateur qui a servi à la décharger. Cette
vérité est rendue encore plus sensible par
l'approche de la bouteille vers un fil dans
un état pendulaire ; quelque soit même la
grandeur de la bouteille, déchargée par une
personne isolée qui la tienne, le fil ne sera
jamais attiré.

Enfin, si lorsque la bouteille étant chargée,
on touche la tige qui communique à l'intérieur, on tire une étincelle électrique, l'on en
obtient une double à l'extérieur ; mais on
ne peut jamais en solliciter deux successivement du même côté.

L'électricité a deux manières de se contenir
dans les corps non conducteurs (le verre
par exemple), lorsque ce corps la contient
attachée physiquement, pour ainsi dire, à
sa surface, et toute prête à s'en échapper,
sitôt qu'elle sera attirée par un conducteur.

Lorsqu'on détermine cette électricité à se
combiner chimiquement avec le verre, s'il
est permis de parler ainsi, elle produit dans
les fibres transversales de la bouteille de
Leyde un mouvement organique, qui fait
accepter au verre d'un côté ce qu'il perd
de l'autre ; acception que le conducteur en
application avec la surface intérieure né-

cessite par la propriété conductrice ; d'où il suit que cela ne peut avoir lieu qu'autant que le verre peut perdre par son extérieur; ce qui arrive d'autant plus aisément, que cet extérieur est en communication avec un meilleur conducteur. Si dans le cylindre de la machine de Nierne on ne retrouve point la bouteille de Leyde, quoiqu'il ne soit frotté que d'un seul côté, c'est qu'il n'est point étamé intérieurement, et que par conséquent ce cylindre ne peut point accepter par la surface extérieure, puisqu'il ne peut perdre intérieurement ; la bouteille de Leyde n'étant pas en communication avec le réservoir commun, ne peut se charger, parce qu'elle ne peut pas perdre.

Lorsqu'elle est en communication avec le réservoir commun, elle ne peut se charger de la quantité qu'elle perd. Cette vérité est démontrée par cette expérience. On met la bouteille à distance explosive, et cette bouteille ne détermine l'étincelle à l'extrémité du doigt, qu'autant qu'on détermine une même étincelle à son extérieur ; ce qui détruit totalement la théorie des physiciens, qui pensent que l'électricité est une combustion. Car, comment se fait il que la même étincelle entre et sorte de la bouteille, et que cependant elle se trouve chargée.

La raison pour laquelle la bouteille peut être tenue impunément par sa tige, tient au même principe ; c'est-à-dire, qu'elle ne peut

rejetter l'électricité excédante de son intérieur
sur son extérieur, rien ne mettant ces deux
surfaces en communication.

La différence et la propriété électrique du
verre constituent la bouteille de Leyde, ainsi
que le métal qui détermine le fluide électrique à opérer le changement de capacité
du verre ; en ce que ce métal ayant, outre
sa quantité d'électricite, l'étamage intérieur
qui peut cacher autant de fluide électrique
que l'étamage extérieur peut en rendre
au verre, auquel le métal de l'intérieur en
a dérobé la petite quantité qui est devenue
sensible. Quant à la raison qui empêche de
solliciter deux étincelles de suite de la même
surface, pour la découvrir il faut concevoir
que le mouvement intérieur des parties du
verre ne peut avoir lieu, sans que les capacités ne changent et que par conséquent si
l'intérieur, par exemple, contient plus d'électricité elle a plus de capacité et se trouve
en équilibre avec le réservoir commun aussitôt que le métal y a été mis, en sollicitant la
première étincelle.

Une personne isolée, et tenant une bouteille de Leyde chargée, donne à une autre
personne, aussi isolée, de l'électricité positive ; en la touchant avec la tige, elle
reçoit de l'électricité négative de la même
personne.

Voici la manière la plus simple de concevoir l'action du fluide électrique dans la

bouteille de Leyde : le verre modifie la substance, en quelque sorte, avec celle de ces fluides ; le nombre de ses pores intérieurs, ou leurs capacités, l'aggrandissent, et il fait un effort pour s'y loger : cet effort est même quelquefois si puissant, qu'il casse la bouteille. L'effet contraire a lieu à l'extérieur ; les pores se resserrent, et l'effort est opposé. On a remarqué que lorsqu'on charge une bouteille par-dessus, qu'elle ne casse jamais ; il se fait une pression, qui ne fait que resserrer la voûte.

Une bouteille de Leyde contient plus d'électricité, que le plus grand conducteur. Voici comment on a pu déterminer cet effet : le conducteur de la machine est chargé de l'électromètre horisontal : on fait communiquer sur le-champ celui-ci avec un autre très grand, suspendu en l'air ; l'électromètre baisse d'une quantité ; on le charge au même degré qu'il étoit primitivement ; on approche la bouteille de Leyde, et il n'en reste pas à la surface la plus petite quantité, et l'électromètre est au bas. On répète cette opération plusieurs fois, et l'effet est le même ; ce qui prouve que la plus petite bouteille est très-grande à cet égard. On peut avoir cependant la commotion avec le conducteur seulement ; il ne faut, pour cela, que le toucher d'une main, et de l'autre l'extrémité d'un fil de fer qui y touche à l'autre bout.

Voici une expérience qui a occasionné bien des disputes entre les Noletistes et les autres physiciens. Les premiers prétendoient que c'étoit le métal qui occasionnoit le choc : les autres, que c'étoit le verre, et ces derniers avoient raison ; ils démontroient leur système en prenant une bouteille remplie de plomb ; lorsqu'elle étoit chargée, ils retiroient la tige de la bouteille pour la remettre dans un autre, ainsi que le plomb ; on ne trouva pas d'électricité sensible dans cette seconde bouteille. La commotion a de nouveau lieu, lorsqu'on remet du plomb neuf dans la première, dont on a retiré le premier plomb ; ce qui prouve irrévocablement que la garniture ne sert que de moyen, et que le verre seul fait tout l'effet.

Les propriétés électriques de la bouteille de Leyde, tiennent, comme on vient de le voir, à l'impénétrabilité du verre. Or, cette impénétrabilité n'étant que relative, il peut y avoir des bouteilles plus ou moins bonnes, en raison de cette perméabilité du verre ; il y en a même qui perdent si vîte, qu'elles ne peuvent pas constituer de bouteille de Leyde au-delà de cinq minutes.

Une bouteille peut perdre son électricité de trois manières, ou par étincelle spontanée, ou par sa transpiration du fluide électrique à travers la porosité du verre, ou, enfin, par son affinité avec l'air et l'humidité qui veillent toujours autour des corps pour les dépouiller.

Pour qu'une bouteille de Leyde perde le moins possible de l'électricité qu'on lui communique, on doit la tenir très-sèche ; mais il ne faut pas qu'elle soit chaude : la chaleur rendant le verre perméable. C'est à cela que tient cette vérité, qu'on ne peut vérifier, qu'en Russie, que la glace n'est pas conductrice de la matière électrique.

L'on peut charger plusieurs bouteilles de Leyde dans le même tems que l'on en charge une seule, en faisant communiquer l'extérieur de la première avec l'intérieur de la seconde, et l'extérieur de celle ci avec l'intérieur de la troisième ; et l'on peut les décharger toutes à la fois, en mettant l'extérieur de la dernière en contact avec l'extérieur de la première : mais si l'on a gagné du tems dans la charge de ces bouteilles, on n'a rien gagné quant à la force de l'étincelle ; elle n'est pas différente de celle que pourroit donner une seule bouteille.

Cependant, en réunissant ces bouteilles sur un même plateau de métal, et les couvrant d'un autre aussi de métal, on obtient une étincelle autant forte que les bouteilles la peuvent donner ensemble, en les faisant communiquer par les deux plateaux.

J'ai vu chez M. Charles, des batteries disposées à-peu-près d'une manière semblable

blable que ces dernières , qui se chargent dans le tiers du tems.

Si l'on charge une bouteille de Leyde , l'électromètre mis au bout du conducteur, s'élève moins vîte à une certaine hauteur, que si deux bouteilles sont chargées à-la-fois ; et plus il y a de bouteilles , plus l'électromètre s'élève vîte. Cela tient au tems qu'il faut au verre pour se déterminer au mouvement qui lui est nécessaire pour se charger , quand il constitue une bouteille de Leyde , où cette lenteur des bouteilles produit un engorgement dans le conducteur ; ce qu'indique alors l'électromètre.

On ne peut donc pas illimiter cette série de bouteilles , parce que l'engorgement du fluide dans les bouteilles prendroit beaucoup de tems à se décharger.

Si des bouteilles étant chargées inégalement de cette manière , on en rétablit l'équilibre avec le conducteur, ou ramène l'électromètre à son véritable état. Il faut après cela mettre leurs intérieurs et leurs extérieurs en communication semblable.

La meilleure forme des bouteilles , est celle des bouteilles à tabac , étamées intérieurement et extérieurement. Le goulot a besoin d'être enduit de vernis à la cire d'Espagne. Leur distance explosive est de trois pouces. L'étincelle est beaucoup plus forte dans une bouteille étamée intérieurement, que dans celle dont l'intérieur est rempli de feuilles de cuivre. Une bouteille, quoique fêlée, n'est pas cependant hors de service ; il suffit de découvrir la partie blessée pour s'en servir.

Il existe encore beaucoup d'autres espèces de bouteilles de Leyde ; telles que l'électricité de poche, la canne électrique, la rose magique, l'amour menaçant, la bouteille aux trois étincelles ; je vais donner une idée de la construction de cette dernière.

La bouteille aux trois étincelles n'est faite que de deux bouteilles, dont la plus petite est contenue dans l'autre, et communique à l'intérieur de la grande. Par le moyen d'une chaîne qui pend de l'extérieur de la petite, dans l'intérieur de la grande, on charge cette bouteille par le crochet de la petite ; l'extérieur de celle-ci, en perdant, charge l'intérieur de la grande. Pour en tirer l'étincelle, on applique un bouton de l'excitateur sur l'étamage extérieur de la petite ; ensuite l'autre bouton à sa tige ; après le bouton de l'excitateur s'applique de l'intérieur de la petite bouteille à l'extérieur de la grande, et de l'extérieur de celle-ci à la tige de la petite.

Il y a encore une manière simple de se procurer une bouteille de Leyde : qu'une personne soit isolée, et qu'elle applique la main sur un carreau de verre qu'une autre lui présente, de façon que leurs mains s'appliquent en dessus et en dessous vis-à-vis l'une de l'autre ; lorsque ces deux personnes se touchent de l'autre main, elles ont la commotion.

De l'identité de la matière électrique avec celle de la foudre.

C'est ici que l'homme s'est élevé au-dessus de lui-même, et qu'il s'est approché, en quelque sorte, de la divinité ; c'est ici, que, par son génie hardi, il a traversé l'espace immense, et a été arracher et maîtriser la foudre, devant laquelle nos aïeux tomboient à genoux, et dont ils ne parloient qu'en frémissant (1). Il n'y a plus de doute, maintenant, que l'on ne puisse se préserver des dangers qu'il fait courir. Voilà des assertions ; voyons comment nous les appuierons sur des preuves, et quelle marche suit la nature dans ce phénomène étonnant.

Il y a plusieurs causes qui peuvent contribuer à former le tonnerre, et nous allons les suivre. On sait que plusieurs corps solides ont, les uns, la propriété de se réduire en vapeurs, d'autres en air ; on sait qu'un pied cube d'eau peut produire 14,000 pieds cubes de vapeurs : un de ces pieds contient

____

(1) L'antiquité pensoit que la foudre étoit le résultat de l'inflammation de plusieurs matières inflammables.

autant d'électricité , que celui du liquide lui-même. Voilà donc 14,000 pieds moins un de fluide électrique qui s'élève avec cette vapeur dans l'espace : elle est dans cette ascension en équilibre avec la terre ; mais elle ramasse , en son chemin, comme meilleur conducteur que l'air, toute celle qui avoit été enlevée par les effluves aëriformes , dont nous venons de parler , et toujours elle en acquiert en se portant à la région des nuages , où se forme le tonnerre. Abandonnons-la dans cet endroit pour un moment ; jusqu'à présent il ne peut y avoir d'explosion , tout étant en équilibre. Passons à une autre cause.

L'expérience démontre qu'un corps , en changeant de forme , change aussi de capacité électrique. Lorsqu'on approche la bouteille de Leyde chargée , d'un fil de fer roulé sur un cylindre isolé, on voit l'électromètre baisser sensiblement ; si on le roule de nouveau, avec une manivelle de verre, adaptée au cylindre, on voit l'électromètre qui remonte ; preuve certaine que le petit système change sensiblement de capacité électrique, en changeant de forme ; et c'est un grand principe qu'il étoit bien essentiel de prouver. Il est sûr que la quantité de matière , dans tous ces cas , est la même ; il n'y a que la longueur qui est différente. Il est donc bien vrai , que de toutes les formes la plus convenable pour un conducteur, est celle qui est la plus longue. Le changement de capacité bien établi, venons aux effets. Si, par une cause quelconque, un nuage qui étoit en équilibre avec un autre, vient à changer de forme ; par exemple , à s'arrondir, le voilà positif à l'égard de celui avec lequel il étoit en équilibre ; et s'ils sont assez près pour que l'étincelle puisse partir, il suit un coup de tonnerre terrible : l'autre en fera autant à l'égard de son voisin ; ainsi de suite, jusqu'à ce que l'équilibre soit rétablie. On peut remarquer dans les tems d'orage , combien les nuages changent de forme : il est évident que quand il n'y auroit que cette seule raison, la cause du tonnerre se trouveroit expliquée. Mais en voici une autre qui satisfait pleinement. Rappellons - nous d'avoir laissé notre nuage de vapeurs : si, par une raison facile à prévoir, cette vapeur vient à se condenser, et à se rendre en pluie , les 14,000 pieds n'en occupent plus qu'un ; et on ne peut nier que ce ne soit un changement de capacité bien sensible : il faut donc que cette électricité aille se jetter sur un autre nuage ; ou, enfin, qu'elle traverse l'air, qui lui oppose une résistance extrême, et qu'elle vienne gagner la terre. Ce sont-là deux causes bien satisfaisantes du tonnerre, qui succèdent rapidement l'une à l'autre, ou qui ont lieu toutes deux ensemble.

L'éclat que l'étincelle électrique produit en s'élançant, imite également la détona-

tion de la foudre, ou plutôt, le coup de
tonnerre qui éclate avec l'éclair. Il n'y a
entre l'un et l'autre, que la disproportion
dans l'intensité du bruit qu'ils produisent.
Il en est, en effet, du bruit du tonnerre,
comme de l'éclat de l'étincelle électrique.
La détonation de la matière fulminante ne
produit qu'un seul coup; mais ce coup se
multiplie plus ou moins, à raison des échos
qui le répètent de différentes manières.
Delà ces coups redoublés de la foudre, ces
roulemens, et ces éclats, toujours effrayans,
et toujours proportionnés aux causes étrangères qui les modifient.

Veut-on imiter, autant qu'il est possible
à l'homme, eu égard à la quantité de matière électrique qu'il peut accumuler; veut-
on, dis-je, imiter un coup de tonnerre,
accompagné d'un éclair? l'expérience suivante a de quoi satisfaire ceux qui savent
saisir les analogies ; et se rendre compte
des différences accidentelles qui modifient
les phénomènes de même epèce.

Au défaut d'une batterie, toujours longue et difficile à charger, prenez un grand
bocal, revêtu d'étain en dedans et en dehors ; le plus grand sera toujours le meilleur, autant que la machine électrique pourra
le charger commodément : posez ce bocal
sur un guéridon ; entourez-le d'une chaîne
qui traîne ensuite par terre ; laissez pendre
une grosse chaîne de tourne-broche des con-

ducteurs dans le bocal, et électrisez-le, jusqu'à ce qu'il soit complétement chargé d'électricité. Il y a plusieurs moyens de s'assurer de cette charge. On peut employer avantageusement, à cet effet, l'électromètre de M. Henley (1) ; ou plus simplement, on s'en assure par des espèces de craquemens que le bocal fait entendre, et qui annoncent une détonation spontannée assez prochaine, et qu'il faut éviter. On attache alors un excitateur à l'extrémité de la chaîne qui traîne par terre, et on tire l'étincelle, ou l'explosion, en portant le bout de cet excitateur vers le haut de la chaîne qui pend dans le bocal : on entend alors un éclat proportionné à la quantité de matière électrique accumulée dans le bocal ; et si l'expérience se fait dans l'obscurité, comme il convient, on voit une multitude de traits de feu, qui s'élancent des mailles de la

---

(1) Imaginez une petite colonne de bois qui se monte à vis sur l'extrémité du conducteur. Vers le haut de cette colonne, on remarque un demi-cercle d'ivoire de deux à trois pouces de diamètre, et divisé en deux quarts de cercle. Parallèlement au diamètre de ce demi-cercle, pend une petite tige de bois d'un quart de ligne au plus de grosseur. Cette tige se meut sur deux pivots, et parcourt, dans son mouvement, les degrés du demi-cercle. A son extrémité inférieure est attachée une petite boule de liège, et l'appareil est construit.

chaîne et qui se portent à des distances assez éloignées pour imiter le feu de l'éclair.

'Ces jets de feu dépendent des espaces qui se trouvent entre les anneaux de la chaîne et l'électricité; étincelant constamment dans toutes les solutions de continuité qu'elle rencontre dans les conducteurs qu'elle parcourt, elle illumine la chaîne, et elle produit l'espèce d'éclair qu'on observe alors.

Des effets de la foudre sur les corps foudroyés.

DE même qu'un nuage qui passe dans le voisignage d'un autre nuage, en tire l'électricité surabondante, ou lui communique une portion de son électricité, s'il en est plus chargé; de même les corps élevés à la surface de notre globe, le sommet des grands édifices, la pointe des clochers, celles des rochers, le sommet des grands arbres, etc., se trouvant plongés dans la sphére d'activité d'un nuage chargé de la matière du tonnerre, soutirent cette matière, excitent sa détonation, et sont plus communément frappés de la foudre. En se portant sur ces corps, elle les brise, elle les pénètre, et elle laisse après elle une odeur forte, qui subsiste pendant un tems assez considérable. Or, il en est de même des corps qui se trouvent plongés dans la sphère d'activité d'un vaisseau, ou d'une batterie chargée d'électricité. Cette matière passe avec éclat à travers ces corps, elle les brise, elle les déchire, elle les perce, et elle laisse après elle une odeur parfaitement analogue à celle de la foudre, mais qui subsiste beaucoup moins de tems, à raison encore de la différence dans la quantité de matière accumulée.

Une machine étant chargée, que l'on pose un cahier de papier sur un plateau qui communique à l'extérieur de la bouteille, ce cahier se trouvera percé par l'étincelle qui passe de l'intérieur à l'extérieur. M. l'abbé Nollet crut trouver la preuve de ces deux matières dans l'observation qu'il fit ; savoir, que le papier se trouve percé assez ordinairement par deux cones opposés à leurs bases ; mais cet effet tient à la résistance du papier et à sa propriété conductrice, quelque foible qu'elle soit ; et l'on observe facilement que les bavures du papier dépendent absolument des circonstances qui accompagnent l'émission du fluide électrique : en effet, si l'on répète l'expérience, en mettant le cahier entre deux petits conducteurs, le papier est encore différemment déchiré.

L'abbé Nollet n'a point expliqué pourquoi une feuille d'étain mise au milieu du cahier de papier dans l'expérience précédente, n'étoit point percée le plus généralement : on sait maintenant que l'étain pouvant conduire l'électricité par ses extrémités, n'avoit pas besoin de se laisser percer pour donner issu au fluide électrique ; cependant en donnant assez de force à l'électricité, l'étain peut être percé, parce qu'étant un conducteur insuffisant à cette force d'électricité, il est obligé de céder; delà le principe très-fécond et général, que les conducteurs insuffisans, sont toujours traités par l'électricité comme s'ils n'étoient pas conducteurs.

Cela nous explique le phénomène arrivé à la girouette de Crémone. Cette girouette fut percée dans plusieurs endroits, parce que, dit Franklin, elle étoit faite de cuivre étammé ; et ce que cuivre, écroui sous le marteau, offroit des inégalités dans son étendue : la foudre arrivant, en fondit les parties qui devenoient insuffisantes pour la conduire, passa au travers de celles qui pouvoient lui offrir un chemin assez large pour sa propagation, et finit par gagner la tige de fer autour de laquelle tournoit la girouette. Cette expérience, figurée en petit, par une feuille d'étain, attachée à une épingle, en donnera la preuve.

Voici une expérience qui démontre encore les effets de la foudre.

Un petit carreau, mis sur un petit pla-

teau d'ivoire, se brise, si l'on donne une
étincelle vigoureuse ; et l'on observe que les
morceaux de verre sont brisés et donnent
une odeur de foie de soufre ; odeur que
produisent toujours les corps foudroyés.
Les couleurs que l'on trouve empreintes sur
le verre, sont l'effet du sillonnement de
l'électricité, qui dépose dans son chemin
les particules de métal que le fluide électrique a réduites en chaux en y passant au
travers, et qu'il emporte dans sa course.

Il paroît que la force du verre tient particulièrement à son épiderme ; car on observe que si cet épiderme est détruit par
le diamant, par la lime ou par quelqu'autre
moyen, il devient très-facile à rompre ; l'électricité ne semble même pouvoir produire
quelque effet sur le verre, qu'autant que cet
épiderme est détruit : véritablement, on observe encore, que si un carreau de verre est
recouvert de la couverte qu'il a eu en sortant
du feu, il devient inaccessible à l'électricité ; aussi dans ce cas le verre ne sauroit
être brisé, puisque ces couleurs ne sont
communiquées au verre que par le passage
de l'électricité. Cette opinion est aussi appuyée par ce fait, que les couleurs sont
imprégnées dans les parties intérieures du
verre, que l'on reconnoît aisément en s'as-
surant de l'impuissance des acides sur ces
couleurs. On reconnoît encore l'impénétrabilité du verre dans son état naturel, en

observant que si l'on met un carreau de verre entre les deux conducteurs l'étincelle ne peut être sollicitée.

Le genre nerveux est au second rang des conducteurs ; l'excitateur d'eau détermine l'éruption du fluide électrique sans bruit sensible.

Qu'un tube rempli d'eau, qui a sensiblement la longueur des bras d'une personne, soit terminé à ses deux extrémités par deux boutons de métal, l'étincelle est moins vigoureuse si on la détermine à passer par le tube que si on la fait passer par une chaîne de même longueur ; mais si une personne tient le tube précédent par les deux boutons, elle a la commotion ; tandis que celle qui tient la chaîne ne se sent nullement du passage de l'électricité, lorsque l'éruption du fluide se fait par le moyen du métal.

On sait encore que les hommes, les animaux, frappés de la foudre, en sont communément tués sur-le-champ, ou qu'ils en sont affectés de différentes manières, et toujours avec une lésion plus ou moins manifeste dans les fonctions de l'économie animale. Il en est de même de l'électricité fortement accumulée et dirigée sur les organes essentielles à la vie des animaux.

On peut faire cette expérience sur une grenouille, un oiseau ; si on les sent après avoir été frappés de l'électricité, ils ont l'odeur du tonnerre.

On a cherché plusieurs moyens pour se mettre à l'abri de la foudre ; Franklin a proposé d'isoler une personne, en la plaçant dans un hamac de soie, suspendu au plancher par des cordons aussi de soie. M. Charles préfère une armure de métal ; il fonde cette préférence sur la réflexion facile à faire, que la foudre peut prendre dans sa course pour canal un corps quoiqu'il soit isolé, si les conducteurs qu'elle cherche sont éloignés.

De la calcination des métaux par l'étincelle électrique.

Le conducteur qui est ou trop petit ou mauvais, se trouve fondu ou déchiré par une électricité trop abondante pour son aptitude à conduire, quoiqu'il soit le meilleur de tous ceux connus jusqu'à ce jour ; lorsque le fil est trop exigu, il se fond, se calcine, se réduit en chaux et même en air : les autres métaux éprouvent le même sort et même plus promptement.

On dispose un fil d'or entre deux adhérens ; à ces deux morceaux, isolés sur des tiges de verre, un des bouts communique à l'extérieur d'une forte batterie, et l'autre à l'intérieur : au moyen de l'excitateur, ce fil est non-seulement fondu , réduit en chaux, mais en matière aérienne. On entend une explosion terrible et on voit une fumée ou matière aériforme qui s'élève dans l'atmosphère.

Un fil d'or et de soie tissus ensemble, si on les applique à l'instrument dont nous venons de parler, le fil d'or se trouve fondu et volatilisé , sans que la soie, qu'il touche intimement , en soit endommagée : preuve bien satisfaisante et bien évidente d'un phénomène semblable , occasionné par la foudre. Une épée a été fondue dans son fourreau , sans que celui-ci ait été endommagé.

On fait sur l'argent, et même sur la platine, de semblables opérations ; et quoique la platine soit le plus difficile de tous les métaux à fondre , elle éprouve cependant le même sort.

Souvent dans la volatilisation des métaux, il se casse quelques bouteilles. Cet effet est dû au contre-coup du fluide électrique, qui, dans son retour de l'intérieur à l'extérieur, produit, contre les parois du verre , un choc qui peut le briser

Si l'on détermine une assez forte étincelle à passer par un fil de fer, ce fil s'allonge, s'il est tiraillé par un poids : le premier est l'effet seul dû à la dilatation momentanée du métal , qui lui permet de s'allonger quand un poids détermine l'effort de cette dilatation dans le sens de la longueur , et l'oblige à se raccourcir quand le fil , étant libre , peut obéir à la loi des affinités , qui tend à réunir les particules de ce métal , à mesure que l'effort de la chaleur diminue l'attraction du système général de ce fil.

Un bout de fil de fer est volatilisé dans l'eau, on le prépare de cette manière. Un tube de verre d'environ un pied de longueur, de deux pouces de diamètre, et trois lignes d'épaisseur et rempli d'eau ; ce tube garni de deux chapeaux métalliques auxquels sont ajustés deux bouts de fil de cuivre d'environ trois lignes de diamètre et de deux ou trois pouces de longueur ; à ces fils est attaché le fil de fer sur lequel l'on veut opérer : on donne la commotion et il est volatilisé dans l'eau ; mais souvent le tube est brisé par l'expension subite qui se fait du fer réduit en matière aëriforme. Comme le verre est brisé en des millions de parties, on a soin de l'envelopper d'une serviette. La raison pourquoi le verre se brise est la même qui fait qu'on perce une porte avec la balle d'un pistolet ; il ne faut qu'un moment au mouvement pour le communiquer, et cet acte se faisant dans un tems inappréciable, l'eau n'a pas le tems de s'élever : c'est ce qui fait éclater le vase. On fait le vuide dans un bocal, à sa sommité est passé un conducteur ; il y a au bout qui est dans le bocal un fil de fer qui commuique à la partie inférieure du bocal qui est garni en métal , on remplit ce vase d'air inflammable, on donne le choc et le fil de fer est volatilisé; il se fait une fumée noire intérieurement, et au bout de quelques momens, cette fumée se trouve changée en une chevelure brune qui s'attache au conducteur, ou à la partie d'en-bas; elle se divise en rayons divergens.

Si l'on détermine l'étincelle à passer à travers l'eau par le moyen de deux conducteurs courbés à angles droits, l'eau est projettée à une assez grande hauteur, et cet effet est dû au choc que l'électricité sortant donne à l'eau : on doit observer que toutes les fois qu'il s'agit de faire passer l'électricité à travers l'eau, il faut que la distance explosive soit beaucoup diminuée : ainsi trois ou quatre pouces font de grandes distances, qui, pour être franchies, demandent que l'on ait aussi le soin de garnir la partie des conducteurs qui plongent dans l'eau, avec de la cire verte contenue par quelques bandes de taffetas enduit de gomme élastique : cette préparation s'oppose à la transmission du fluide électrique par l'eau, qui pourroit lui servir de conducteur.

Si l'on fait passer l'étincelle électrique à travers une colonne d'eau renfermée dans un récipient, qui peut communiquer dans un tube supérieur, on parvient, avec beaucoup de constance et de tems, à dégager les deux principes de l'eau; l'air inflama-ble et l'oxigène, qui sont portés par leur

pésanteur

pésanteur spécifique au tube supérieur lorsqu'on ouvre le robinet, et l'on peut reproduire le liquide dont ils émanent, en faisant repasser une nouvelle étincelle dans ces deux gaz. Cette expérience demande d'autant plus de constance, qu'il y a une certaine proportion à garder dans l'intensité de la matière électrique employée à cette décomposition. Si l'électricité n'est pas assez forte, elle ne produit pas de décomposition, ou se perd dans l'eau, si l'électricité est trop forte : en même tems que la production des deux airs a lieu, il peut en résulter deux effets différens ; d'abord la décomposition de l'eau, et en même tems la combustion de cette décomposition. Quoique ce passage soit assez rapide pour paroître instantané à nos organes, il n'en a pas moins lieu, comme le prouve le bruit de l'explosion ; ce qui pourroit faire croire que ce bruit de la foudre est dû non-seulement au rejet de l'électricité sensible, mais même encore à la détonation des deux airs, produite dans la décomposition de l'eau, par le coup de foudre.

On a prétendu trouver dans l'électricité de l'analogie avec l'aimant, et cette idée a été produite par l'observation d'un fait qui semble péremptoire en faveur des paratonnerres qui se trouvent souvent aimantés, lorsqu'il ont été longtems exposés aux orages : on peut même aimanter une aiguille de boussole par le moyen de l'électricité ; mais nous verrons que cela tient au choc. Voici l'expérience : un barreau de fer, posé dans la direction des pôles de l'aimant, se trouve aimanté par un choc électrique, et les pôles vers lesquels il est tourné; ne sont pas opposés, comme l'ont prétendu quelques physiciens : mais si on dirige, avant de donner le choc, un pôle différent d'une aiguille déja aimantée, elle se trouvera aimantée par le choc du nom des pôles, vers lesquels elle sera tournée ; et dans cette occasion ils sont changés, si elle est tournée du haut en bas; si elle est placée verticalement, le haut fera le pôle austral, et le bas le pôle boréal. Lorsque le choc électrique est trop violent, et assez pour échauffer le fer, l'aiguille n'est pas aimantée ; ce qui prouve très-bien que l'aimant n'a aucune analogie avec le fluide électrique, mais que cette action se fait purement et mécaniquement par le choc : ce qui confirme cette opinion, c'est que si l'on frappe pendant quelque tems du fer, il s'aimante sensiblement.

Nous avons vu que l'électricité préfère toujours de parcourir un plus grand espace dans de bons conducteurs, qu'un beaucoup plus petit dans de médiocres. L'on peut s'en assurer par cette expérience : un fil de métal, étant entre l'excitateur, dont les deux tiges sont mises à la distance de trois à quatre lignes ; l'on fait passer l'électricité par ce métal, et le fluide le suit tant que ce fil n'est pas trop allongé. Mais si l'on augmente la longueur de la chaîne, il arrivera enfin que l'électricité trouvera plus d'aisance à passer en partie par l'air d'un des conducteurs sur l'autre ; mais le conducteur premier n'est point abandonné pour cela ; seulement il fait éprouver d'autant plus de frottement qu'il est plus long.

Une carte mouillée, est dédoublée par le passage d'une étincelle, lorsqu'elle est assez forte. Cette étincelle, favorisée par l'eau, est déterminée à se porter de l'un des conducteurs sur l'autre, quoiqu'ils soient éloignés de la longueur de la carte. Mais on doit encore observer que l'eau n'est pas prise absolument pour conducteur ; elle ne fait que favoriser l'émission du fluide électrique ; ce que l'on reconnoît bien facilement, en sollicitant l'étincelle par le petit excitateur à tige recourbé perpendiculairement, dont les deux conducteurs sont dirigés l'un vers l'autre, en rasant la surface de l'eau. En effet, cette étincelle traverse l'espace qui sépare ces deux conducteurs, en sillonnant la surface de l'eau ; et delà l'explication de la figuration des arbres, qui sont assez souvent dépouillés de leurs écorces, par la projection de la foudre, à l'aide de l'humidité qui habite toujours la surface des végétaux. Quoique la matière du fluide électrique soit absolument la même que celle de la foudre, il y a cependant une grande différence dans la manière dont l'électricité se propage dans les machines et dans les plaines de l'atmosphère; d'abord dans les conducteurs, qui paroissent seuls pouvoir être comparés aux nues électriques, il n'y a point assez d'aptitude dans l'étincelle qu'ils produisent dans leur maximum, ni assez d'intensité dans la quantité du fluide qu'ils rejettent.

Dans les bouteilles de Leyde, la masse du fluide qu'elles peuvent rejetter, paroît quelquefois surpasser celle de la foudre, et même volatiser les métaux; tandis que M. Charles n'a jamais pu fondre le fil par l'irruption de la foudre : mais les bouteilles de Leyde ne peuvent donner une étincelle de plus de trois à quatre pouces, qui est la grandeur de l'isolement. Cette distance seroit franchie dans l'étincelle spontanée, si la charge de ces bouteilles étoit forcée.

Ce qui approcheroit le plus des phénomènes de la foudre, seroit une série de grands conducteurs, qui s'envelopperoient les uns dans les autres avec une grande rapidité, comme les tuyaux d'une lunette : ces conducteurs, en s'enveloppant ainsi, rejetteroient des étincelles d'autant plus grandes, que ces conducteurs seroient primitivement plus rapides On observe toujours que les bouteilles de Leyde ne déchargent pas totalement, quoique l'on établisse la communication de l'intérieur avec l'extérieur. En effet,

si l'on revient quelque tems après avec l'excitateur, ou retrouve encore de l'électricité;
et l'on en retrouve à plusieurs distances,
répétées de la même manière. Franklin et
M. Enguehouse ont attribué ce fait à cette
considération, que l'air intérieur des bouteilles, qui est impregné de particules, venant
à déposer son électricité, après que les bouteilles sont déchargées, les recharge de nouveau. M. Charles y ajoute une cause, qu'il
démontre par les émissions, les successions :
il attribue la plus grande partie de cet effet,
au tems que le verre met à reprendre exactement sa figure.

On a démontré que l'électricité n'est point
une combustion, en la faisant passer dans
deux balons de verre, remplis, l'un, d'air fixe,
l'autre, d'air déphlogistiqué. On n'observe
aucune différence dans l'étincelle qui passe
dans ces deux airs.

Cette expérience, répétée quelque tems
avec de l'air fixe, le rend vicié. Si l'on fait
passer le résidu sur de l'alkali caustique,
l'on obtient un air qui détonne. On peut
voir l'explication de ce phénomène dans un
mémoire de M. Monge.

L'air n'est pas le principe de liquition de
l'électricité, la charge d'un conducteur étant
la même à la distance explosive : mais cette
distance, comme nous l'avons déjà dit, est
non-seulement en raison de la réaction de
l'air, laquelle réaction dépend de la den-

sité et de la sécheresse de l'air. Un balon, rempli d'air atmosphérique, est traversé par deux tiges, terminées par deux boules, qui peuvent s'approcher plus ou moins, par le moyen d'une de ces tiges, qui forcent le balon à se mouvoir dans une boîte de cuivre, à une certaine charge d'électricité. Si l'on peut solliciter l'émission du fluide électrique, la distance des deux boules étant plus grande que la distance explosive, on ne peut dépouiller l'atmosphère électrique des conducteurs internes, que par deux petites quantités chaque fois qu'on sollicite l'étincelle ; mais par-là on n'obtient pas toute l'électricité ; tandis que, si la charge des conducteurs est plus forte, ou la distance des deux boules plus rapprochée, l'électricité est totalement enlevée à ces dernières.

La densité de l'air étant augmentée dans les mêmes circonstances que dans le cas de la distance, la même charge est insuffisante pour l'émission totale de l'électricité ; l'on observe, que quand cette charge est capable de déterminer l'électricité à quitter le conducteur interne, qu'elle est alors plus brillante que celle de l'électricité, cela vient de la densité de l'air.

L'air étant deux fois plus dense, il faut que la distance explosive soit un peu moins de la moitié.

La réaction de l'air est la cause la plus forte qui s'oppose à l'émission du fluide électrique ; mais si la distance explosive est trop grande pour l'émission du fluide à une charge donnée, l'électricité peut apparoître, lorsque le vuide est fait en partie. L'étincelle prend alors une couleur purpurine.

Théorie du paratonnerre et sa construction.

Nous devons le paratonnerre à cet homme précieux que la nature fit naître au sein de l'Amérique, et qui ne vécut que pour le bonheur de l'humanité, l'accroissement des sciences et l'honneur de son siècle. Franklin n'eut pas plutôt fait cette découverte intéressante, il n'en eut pas plutôt senti la première idée, qu'il vit toute l'étendue de l'utilité que l'on pouvoit en retirer.

La seule défense que l'homme opposa d'abord à la foudre, fût de se réfugier sous un arbre ; Franklin parut, et bientôt le tonnerre trouva des maîtres.

Le paratonnerre est à l'égard du tonnerre ce que les gouttières sont par rapport à la pluie : mais comme il seroit ridicule de prétendre qu'une maison sans gouttières seroit plus inondée dans le cas où les maisons voisines en auroient que si elles n'en avoient pas ; il est de même absurde de penser que les paratonnerres placés sur une maison attirent la foudre sur les bâtimens voisins. Si deux personnes isolées portent chacune

une pointe dans l'atmosphère électrique, elles peuvent recevoir toutes les deux de l'électricité : ce qui répond péremptoirement aux premières objections que l'on fait contre le paratonnerre ; tels que les nuages que l'on prétend être attribués aux paratonnerres voisins, ou l'influence des paratonnerres sur la végétation.

Pour qu'un paratonnerre présente toute sécurité, il faut que la barre qui forme le conducteur soit du carillon de huit lignes carrées ; comme il est impossible de l'obtenir d'une seule pièce, on ne peut donc faire autrement que de réunir plusieurs de ces barres par la plus parfaite juxta-position. Ces jointures se font de plusieurs manières ; celle qui est la plus aisée d'obtenir de la routine des ouvriers, c'est d'interposer une petite lamelle de plomb entre les deux fentes du fer que l'on veut lier. Le principe fondamental, ou plutôt indispensable, des bons conducteurs, est qu'il n'y ait point de solution de continuité dans toute l'étendue de la barre, et que cette barre soit par-tout de même diamètre ; car la propriété conductrice sera toujours en raison du plus petit diamètre du conducteur. Quant à la partie qui constitue la pointe, elle doit être autant qu'il est possible de cuivre, de la longueur de deux ou trois pieds. Cette pointe doit être terminée par une petite aiguille dorée, ou même, ce qui vaut mieux, elle doit être d'or ; ce qui ne revient pas beaucoup plus cher.

La hauteur du paratonnerre doit être déterminée par les circonstances des lieux où ou veut le placer ; mais les limites de cette hauteur sont fixées, par l'expérience, à quinze, vingt et même trente pieds, et au-dessus de plus de trente. L'extrémité du paratonnerre est ordinairement attachée aux cheminées, si elles sont capables de résister aux efforts réitérés du vent ; mais M. Charles préfère de prolonger la pointe à l'intérieur du grenier, en la faisant contenir par les charpentes. Une des conditions encore essentielles aux paratonnerres, c'est que toutes les ferrures des charpentes, des cheminées, des balcons, et en général toutes les grandes masses de métal soient liés au conducteur du paratonnerre. On doit diriger la barre conductrice, autant qu'il est possible, par le plus court chemin ; cependant il ne faut pas être tellement esclave de la théorie, que l'on ne puisse faire suivre à la barre les inégalités des moulures pour ne pas masquer l'édifice ; on pourroit même faire passer la barre dans l'intérieur du bâtiment. Mais le soin particulier que l'on doit avoir, c'est d'éloigner l'extrémité de la barre des fondemens de la maison, crainte que l'humidité, qui s'y trouve ordinairement, ne ramène la foudre dans la maison ou seulement sur les fondemiens. Dans le paratonnerre que M. Charles a fait construire, il a fait entrer la barre vingt pieds en terre, en suivant une direction presqu'horizontale, et l'a terminée par plusieurs pattes d'oie, qui vont ensevelir, pour ainsi dire, la foudre dans la terre. On peut aussi peindre les conducteurs pour les préserver de la rouille.

Il s'éleva, dans le tems des troubles de l'Amérique, en Angleterre, une discussion sur la préférence que l'on devoit aux paratonnerres à pointe ou à boule ; cette question fut décidée contre Wilson en faveur de Franklin. Des raisons politiques sont entrées pour quelque chose dans cette discussion ; car, après tout, on sait que le fluide électrique est également conduit par le paratonnerre à pointe comme par celui à boule ; mais comme le paratonnerre à pointe soutire l'électricité sans explosion, il doit être préféré, parce qu'il évite l'effroi. Il est une circonstance où la pointe peut être foudroyée ; mais alors la pointe rentre dans le cas de la boule : cette circonstance est celle où le nuage électrique est séparé de la pointe par un autre nuage, lequel, arrivant à la distance explosive du premier, détermine la fulguration de la pointe ; ce que l'on démontre par cette expérience.

Un conducteur intermédiaire, ou même plusieurs conducteurs, séparent la pointe qui doit être foudroyée, du conducteur électrique ;

celui-ci s'en approche , lorsqu'il est chargé , par le moyen d'une jarre, et l'extrémité de la pointe est fondue ; ce qui tient à ce que la pointe devient dans sa partie foible, insuffisante pour conduire l'électricité.

Mais il y a encore cet avantage dans les conducteurs à pointe ; c'est qu'un paratonnerre à pointe , dépouille les nuages électriques, à mesure que ceux-ci se chargent; tandis que les paratonnerres à boule ne peuvent décharger les nuages électriques, qu'autant que ces nuages sont arrivés à la distance explosive. On peut démontrer cela par deux carillons, dont l'un est ému par l'électricité qui arrive par la pointe , et l'autre par celle qui arrive par la boule.

Il est une expérience qui nous démontre en petit l'effet du tonnerre ; c'est une maisonnette , sur laquelle on le fait tomber à volonté: mais on ne peut point embrâser cette maisonnette par le paratonnerre à pointe ; et le contraire arrive avec le paratonnerre à boule.

Une personne isolée , et exposée dans une plaine , avec une pointe à la main , se trouve chargée d'électricité ; et cet effet est très-sensible lorsqu'elle est placée sur une montagne ; c'est-là un petit paratonnerre. Une personne isolée , près du conducteur , tenant une pointe , acquiert de l'électricité ; elle n'est pas en équilibre avec le conducteur ; si c'est une boule ; mais , avec la pointe , elle l'est : il faudroit , avec le premier , être à la distance explosive , et même y toucher ; mais , avec la pointe , il suffit d'en être près. On sent qu'il se fait autour d'un conducteur, ou d'un nuage , une atmosphère électrique, et l'on sait combien la pointe , par sa vertu , en doit soutirer. Cette atmosphère est plus dense près du conducteur , qu'en s'en éloignant , et cette densité est en raison inverse du carré des distances.

Voici encore une autre manière d'expliquer l'électricité des nuages. Si un nuage, chargé d'électricité , passe auprès d'un autre, qui , par rapport à lui , est négatif, il refoulera l'électricité de celui-ci ; et s'il est à portée de faire explosion avec un autre , il lancera son feu surabondant à celui-ci , dans l'espérance de le recouvrer par le premier: mais comme celui-là ne peut lui en donner, à cause de la distance qui les sépare, tous les nuages, dans ce moment, sont en équilibre de pression : mais si le premier et le troisième viennent à s'éloigner, ils laisseront celui qui a donné son étincelle dans un état négatif ; et si le cerf-volant électrique étoit dans cette atmosphère, l'électricité qu'il donneroit seroit de ce genre. Le même effet a lieu , lorsqu'une personne est isolée auprès d'un conducteur chargé, ou plutôt , entre un qui l'est , et un autre qui ne l'est pas. Cette personne est plongée dans l'atmosphère électrique du premier ; son électricité propre

(301)

est refoulée, et elle refoule celle de l'autre conducteur, et l'électromètre, qui lui est appliqué, hausse. Lorsqu'une personne non isolée en approche, elle tirera une étincelle positive ; si une autre décharge subitement le premier conducteur, et qu'on la rapproche encore de celui-ci, il donne une étincelle, qui est négative.

Une série de nuages orageux, représentés par des ébarbures de carton, étant électrisés, convergent vers le conducteur à boule ; au contraire, ils fuyent le conducteur à pointe. Voici ce qui se passe à mesure que le nuage s'approche de la pointe ; il est dépouillé, et devient donc négatif ; par conséquent il va chercher ce qui lui manque d'électricité dans les nuages supérieurs. Mais les nuages, dans le cas de la boule, ne pouvant perdre qu'après qu'ils sont arrivés à la distance explosive, comme nous l'avons déja dit, ils doivent nécessairement tendre vers la boule, jusqu'à ce qu'ils ayent atteint cette distance ; d'où il résulte que le conducteur à boule conduit aussi bien à l'explosion que le conducteur à pointe ; mais il a y sans contredit plus de sûreté à se servir de la pointe.

Des boules de savon électrisées offrent plusieurs phénomènes intéressans : 1°. elles entrent en répulsion, lorsqu'elles sont électrisées de la même manière ; 2°. elles se précipitent l'une sur l'autre, au contraire, quand elles sont chargées inversement.

Ces expériences sont dues à M. l'abbé Chape , ainsi que le tableau foudroyant, qui n'est autre chose qu'un tableau de Leyde , auquel on envoye des bulles de savon insufflées d'air détonant , composé de deux parties d'air inflammable et d'une partie d'air déphlogistiqué.

D'après ce que nous avons vu sur les pressions des atmosphères , il est facile d'expliquer le choc en retour , et l'on peut figurer ce phénomène par l'expérience suivante. Une personne isolée plonge son bras dans l'atmosphère , une autre personne non isolée présente une boule dans l'atmosphère électrique du même nuage ; le nuage fait d'abord une pression sur les deux personnes ; mais si la personne non isolée présente la boule au contact , et soutire par conséquent le fluide électrique du nuage, il se fait un remoud de l'électricité du réservoir commun par la personne isolée, pour se porter dans le nuage.

Des Effets de l'électricité dans le vuide.

LE fluide électrique dans le vuide , apparoît sous la forme d'une gerbe purpurine , et reprend, à la sortie du vide , la même lumière qu'il avoit quittée en y entrant. Ce qui détruit absolument le système qui explique l'électricité par la combustion. On sent que cet effet est dû à l'expension que le fluide électrique peut acquérir en raison de la non-résistance de l'air. Si l'on fait le vuide dans le tube de Torricelly, la même lumière purpurine apparoît dans toute la longueur du tube ; mais toute l'électricité ne passe point, à cause de la distance explosive qui permet au métal d'exercer son attraction sur les molécules du fluide électrique; ou comme la partie de ce fluide qui reste attachée au conducteur, est toujours très - petite, en raison de celle qui s'échappe, la résistance de l'air entre donc pour la plus grande part dans l'immersion du fluide électrique.

L'étincelle est également brillante en passant dans les différentes sortes d'air, et elle ne fait éprouver à ceux-ci aucune espèce de combustion ni d'altération. On se sert, pour ces expériences, de bocaux, garnis par une extrémité de crochets métalliques, et par l'autre d'un robinet. Il y a à ces vases une solution de continuité, et c'est-là où l'on voit briller l'étincelle : elle ne doit sa lumière et sa réunion, qu'à l'air environnant; car, dans le vuide, elle est divergée à l'infini. L'expérience qui suit, prouve bien cette assertion : on comprime de l'air dans un vase, de manière qu'il ait une densité double de celui de l'atmosphère : la même quantité d'électricité qui faisoit voir des étincelles à cette solution de continuité, ne suffit plus ; il faut ou la doubler ou rapprocher ces solutions, moitié plus près l'une de l'autre, et l'on voit par-là que le fluide garde les loix communes de l'hydrostatique ou aérostatique. Il en arrive tout différemment dans un bocal où l'on a fait le vuide ; on voit l'électricité remplir presque le bocal et parcourir un espace très-long, même de quatre ou cinq pieds. On prépare pour cela un tube de cette longueur fermé par les deux bouts par deux pièces de métal, auxquelles sont joints intérieurement deux petits bouts de conducteurs, l'on voit l'électricité se porter à cette distance ; elle apparoît dans cette expérience d'une couleur verdâtre ; mais elle ne la doit qu'à sa grande difusion dans le vuide ; car lorsqu'on fait le vuide dans un tube très-étroit, comme un tube capillaire, et que l'électricité est obligée de passer par ce tube, sa lumière est très-resserrée, et également vive ; ce qui fait voir clairement que l'on doit la vive lumière à sa condensation, et la couleur verdâtre à l'action de l'air environnant. Des physiciens modernes attribuent les aurores boréales à cette espèce d'électricité dans le vuide, et ce sentiment est probable, parce que les rayons agissent de même. Les éclairs de chaleur sont encore occasionnés par la même cause. On peut comparer ces phénomènes aux expériences qu'on fait dans le vuide ; ils ont lieu dans un air si raréfié, qu'il peut bien équivaloir à celui que l'on fait sous le récipient de la machine pneumatique.

Les

Les attractions et répulsions n'ont point lieu dans le vuide, comme on le démontre par le petit carillon électrique, mis sous le récipient de la machine pneumatique. Si l'on met ce carillon sous le récipient de la machine pneumatique, où l'on fait le vuide, la sonnerie n'a plus lieu, malgré que l'électricité apparoisse entre les petits marteaux. De même, une bouteille de Leyde ne peut y être chargée, et celle qui le seroit s'y déchargeroit. On peut conclure delà que sa charge tient à la résistance de l'air de l'atmosphère. Voici une expérience faite par l'abbé Nollet, par laquelle il vouloit renverser la théorie de Franklin sur cette bouteille. Il prétend que le verre est perméable à l'électricité : on dispose un récipient à la machine pneumatique; au haut de ce récipient, il y a intérieurement un petit matras, àmoitié rempli d'eau ; le col de ce matras passe au travers du récipient, qui est hermétiquement fermé avec du mastic ou des résines. Le col de ce matras sort extérieurement et est garni d'un crochet de la bouteille de Leyde, auquel on attache une chaîne qui tient au conducteur. Lorsque l'on charge la machine, on voit un courant de matière qui parcourt toute la longueur du récipient, et qui a l'air de sortir du matras. Cette expérience pourroit induire en erreur ceux qui sont peu instruits; mais voici comment M. Charles explique ce fait de la manière la plus satisfaisante. On peut considérer cet appareil comme une vraie bouteille de Leyde : l'eau est la garniture intérieure du matras ; l'extérieur est plongé dans le vuide ; par cette raison l'électricité peut s'y unir, s'y appliquer facilement, et d'autant mieux que le vuide aboutit au fond du récipient, qui est garni de métal : ainsi, l'électricité que l'on voit dans le récipient, part du fond et vient s'appliquer extérieurement au matras, pour en faire une bouteille de Leyde. On décharge cette bouteille par le crochet et par un endroit de la machine pneumatique, afin qu'elle ne se casse pas ; ce qui arrivoit à l'abbé Nollet. On remarque, quand on la décharge, que le courant de matière est plus rapide et plus violent.

Il existe encore d'autres expériences, telles que les tubes phosphoriques, qu'il faut regarder comme une double bouteille de Leyde ; la manière d'écrire avec de la matière électrique, les tubes garnis de losanges, la spiralle, la petite batterie, etc.

De l'Electrophore.

Nous avons vu que si l'on met la surface intérieure de la bouteille de Leyde en communication, cette bouteille est déchargée, et ne sauroit attirer ni repousser le feu. Nous avons vu aussi que l'on peut faire une bouteille de Leyde avec un carreau de verre armé de métal à ses deux surfaces, et que ces deux surfaces peuvent être mobiles; mais ce qui paroît contrarier les principes précédens, c'est le phénomène que l'on observe après avoir déchargé cette bouteille : si l'on retire l'armure supérieure elle donne de l'électricité, et l'armure inférieure en donne aussi : ce fait peut avoir lieu plusieurs fois de suite, à moins que l'on n'ait préalablement unis les deux surfaces pour décharger en une fois la bouteille de Leyde ; c'est donc quand cette bouteille a fini ses fonctions que celle de l'électrophore commence.

L'électrophore n'est donc autre chose qu'une bouteille de Leyde dont les deux armures sont mobiles.

Avant de passer à sa description, il est bon de faire quelques expériences qui y ont rapport.

Soit un plateau de verre étamé d'un côté, et placé sur le côté sur un pied de verre; soit encore un plateau de cuivre bien plan, et pouvant être soutenu par une tige de verre qui sert à l'isoler; si l'on a préalablement frotté le verre et que l'on mette une main dessus et l'autre dessous, on aura la commotion : si ensuite on lève le plateau de cuivre, on aura une étincelle; en le rappliquant sur le verre, on en aura une seconde, ainsi de suite. Il y a une chose qu'il faut bien considérer dans ce phénomène, c'est que l'électricité qui se fait sentir par le verre. est différente de chaque côté : l'une est positive, et l'autre est négative. Voici une autre expérience, où rien n'est fixé au verre, qui est simplement mis entre deux plateaux isolés ; il opère cependant les mêmes effets : mais si l'on ôte le verre, les plateaux n'en donnent plus aucune ; ce qui prouve que les électricités étoient contraires. Il y a plusieurs substances qui donnent des signes très-sensibles d'électricité, telles que la soie, les résines, l'ambre, le copal, etc. Les substances animales, frappées avec de la peau de chat, du côté du poil, sont électrisées négativement ; la peau l'est positivement ; et si les deux personnes qui font cet effet, sont isolées, elles se tirent des étincelles. Si l'on frappe un conducteur isolé, c'est la même chose, ainsi que la soie et les résines ; mais une chose très-singulière, c'est que si l'on frotte de la soie contre de la soie, par exemple, un bas noir avec un bas blanc, il y en a un qui est positif, et l'autre négatif ; le noir est dans ce dernier état, et le blanc dans le premier. Le noir se trouve négatif, par une raison qui est en apparence fort éloignée, mais qui n'en est pas moins vraie ; c'est parce que le noir a une plus grande capacité chaloureuse que le blanc. On se sert de cette invention pour voir de quel genre est l'électricité. On suspend à

(309)

un conducteur isolé, une bouteille de Leyde, chargée d'une électricité connue ; si on la veut positive, il faut la charger par le crochet, sinon par le dessus. On suspend à ce conducteur un fil léger, et lorsque l'on présente une électricité à éprouver, ce fil s'approche ou s'éloigne, en raison de leur nature. Si l'on frotte deux soies de même couleur, celle qui éprouve le plus de frottement est négative. Le linge est rendu négatif par le frottement de la main ; le pa. pier, frotté avec une brosse, ou la peau, est négatif ; frotté avec du linge, il est positif. Ces notions générales nous mènent naturellement à la théorie de l'électrophore ; que tout corps assez épais et assez mauvais conducteur, pour n'être point traversé par le fluide électrique, a deux électricités contraires. Ainsi, lorsqu'on frotte de la résine d'un côté, et qu'ensuite on mette les deux plateaux de métal isolés, on tirera des étincelles des deux genres, au-dessus et au-dessous. Le verre fait à-peu-près le même effet. Deux personnes isolées, l'une tenant un plateau de résine, l'autre frappant dessus, les deux personnes peuvent se tirer des étincelles : celle qui frappe est positive.

Un plateau de résine, frappé et mis entre deux plateaux isolés, en touchant dessus et dessous, donne la commotion.

Le plateau d'un électrophore est positif, en le retirant de dessous la résine, et celui du dessous est négatif; voilà donc comment il faut entendre la marche du fluide en cet instrument.

Les électricités des plateaux sont inverses à celles des résines, où ils sont appliqués. Si le dessus de la résine est positif, son plateau sera négatif, etc. Voilà des faits accessoires. Venons au fait principal, qui est la connoissance de cet instrument. Un plateau isolé, plongé dans une atmosphère électrique; son électricité est refoulée, et il donne une étincelle dans la partie opposée : si on l'éloigne, ou que l'on anéantisse cette atmosphère, en déchargeant le conducteur, ce plateau donne une étincelle; la première étoit positive, et celle-ci est négative. Il n'y a plus qu'un pas pour la connoissance parfaite de cet instrument. Supposons donc un électrophore ordinaire de résine, et un plateau garni de métal; lorsque l'on a frappé avec la peau cette résine, elle se trouve électrisée négativement: lorsque l'on approche le plateau dans cette atmosphère, il a son électricité positive propre; la résine, qui l'est en moins, tend à lui en soustraire; et si l'on approche la main, on verra une étincelle; cette étincelle alors est négative. Si ensuite on lève le plateau, étant bon conducteur, il remportera non-seulement son électricité propre, mais enore celle qu'il a tirée de la main. Si on l'approche de nouveau, il lui rend ce qu'il lui avoit pris dans l'autre cas , et celle-ci est positive. Si , au contraire , la résine étoit positive, l'électricité du plateau seroit refoulée ; alors la première étincelle seroit positive, et la seconde négative ; de même pour la commotion. Nous croyons que cette démonstration est claire et satisfaisante. On fait encore une espèce d'électrophore avec des bas de soie. Voici une expérience singulière pour charger les électrophores ; c'est un petit mouton métallique , que l'on fait promener sur un électrophore, en déchargeant le plateau. On parvient , par ce moyen , à augmeuter l'électricité de ces deux plateaux considérablement. Il y a encore une idée bien ingénieuse pour faire appercevoir le plus petit signe d'électricité. Une bouteille de Leyde , étant très-peu chargée, qu'on l'applique à un plateau isolé , il ne donnera pas d'étincelle ; mais si on pose ce plateau sur un plan de marbre , et qu'on le retire , il en donnera une sensible.

On doit à M. Filhensberg, proffesseur à Gottingue , plusieurs expériences intéressantes, entr'autres , celle-ci.

Elle consiste à tracer sur des gâteaux de résine , des dessins , par le moyen d'une petite bouteille de Leyde , dont on promène le bouton sur leurs surfaces ; puis on saupoudre ces dessins imperceptibles avec de la poussière formée de minium et de soufre. Les dessins se trouvent colorés par le soufre, qui s'échauffe aisément, et qui se trouve attiré par le dessin fait avec la bouteille positive, puisqu'il est négatif par la chaleur; et le minium est attiré par le dessin fait avec la bouteille négative, lequel est attiré, parce qu'il s'échauffe moins, et s'électrise plus facilement.

On observe dans la torpille et l'anguille de Surinam, une propriété conductrice de la matière électrique. Que l'on mette ce poisson (l'anguille) dans un vase plein d'eau, il lance des étincelles, si l'expérience ne lui offre pas de solution de cont nuité : on a marqué que lors même la solution de continuité est très-petite, l'étincelle apparoît cependant encore.

Le docteur Enguehouse est le premier qui ait donné une théorie satisfaisante de l'électrophore ; mais il n'avoit pas vu le plateau inférieur ; parceque le gâteau de résine étant déposé sur un plateau non-isolé; les phénomènes inférieurs ne sont pas sensibles, à cause que la restitution de ce côté se fait par de mauvais conducteurs. En effet, si l'électrophore ordinaire est seulement touché par son plateau, on soulève le plateau, et on obtient l'étincelle. Il est d'ailleurs aisé d'appercevoir que dans l'électrophore ordinaire, les électricités doivent être inverses ; parce que le gâteau étant frotté avec de la peau, est électrisé négativement.

En nous rappellant les principes que nous

ont donné les expériences des pressions des atmosphères électriques, nous appercevons aisément que les phénomènes de l'électrophore diffèrent de ceux-ci seulement, en ce que, 1º. la résine étant électrisée négativement, la pression des atmosphères se fait inversement : 2º. que dans les électrophores, la distance explosive ne peut jamais avoir lieu, à cause de la résine, qui n'est pas conducteur. La pression des atmosphères sera encore dans la juxta-position du plateau et de la résine ; car, on peut répéter les mêmes expériences avec le gâteau résineux, aussi bien qu'avec la machine à plateau ; je dis les mêmes expériences relatives à la pression des atmosphères.

Il est un fait bien singulier, et que l'on n'a point encore pu expliquer ; c'est que pour décharger la résine, il faut lui appliquer un linge un peu humide ; et qu'elle peut être plongée dans l'eau sans être désélectrisée.

De l'Aimant.

Ce n'est que vers le douzième siècle, que cette pierre extraordinaire a été connue. Comme cette découverte est attribuée à plusieurs personnes, cela jette de l'obscurité sur le vrai nom de l'auteur. On débite, à cet égard, des fables absurdes à l'infini : les uns disent que ce fut un berger, qui, en enfonçant sa houlette dans la terre, ne put la retirer ; d'autres, que ce fut un homme qui avoit des clous à ses souliers, et qui passant sur un aimant, se trouva fixé à cet endroit. Si l'on joint à tout cela, la fameuse histoire du tombeau de Mahomet, qui n'est ni plus vraie, ni plus vraisemblable que ce que nous venons de dire, on aura une idée des singularités qu'on lui prête. L'aimant a réellement dans sa marche, dans ses effets, des choses incompréhensibles, et si bizarres, qu'on n'a jamais pu asseoir une théorie saine sur cette pierre. Il faut donc nous contenter de quelques expériences à cet égard ; mais sans espérer d'en développer la cause. L'aimant se trouve ordinairement aux environs des mines de fer ; on le reconnoît, en présentant une aiguille suspendue au bout d'un bâton ; en approchant très-près le bâton de la surface de la terre, on remarque les mouvemens de l'aiguille, et lorsqu'elle se tient constamment hors de la ligne perpendiculaire, c'est une preuve qu'il y a là de l'aimant. Cette pierre est d'une couleur gris-noirâtre ; lorsqu'elle n'est pas armée, elle n'a qu'une très-petite vertu. On a vu des pierres soutenir, après être armées, 160 fois plus de poids qu'avant de l'être. M. l'abbé Lebon, ci-devant chanoine de Paris, en possède un, qui soutient environ 170 livres : c'est le plus gros que l'on connoisse. Il faut, pour procéder à armer un aimant, s'y prendre de cette manière; le mettre sur une planche légère, saupoudrer dessus de la limaille très-fine, ensuite frapper à petits coups au-dessous de cette planche; la limaille saute par cette action; elle s'arrange en espèce de cercles elliptiques autour de l'aimant : les endroits où elle est hérissée perpendiculairement, déterminent les pôles; il est heureux, lorsqu'ils se trouvent dans le sens le plus allongé : lorsque cela est fait, on le taille, et puis on procède à l'armure. Il faut qu'elle soit prise dans un morceau de fer, mais on doit avoir attention de ne jamais le recourber pour obtenir la forme : il faut que tout cela soit fait à la lime, en tâtonnant, pour voir à quelle épaisseur il convient de le laisser. Lorsque l'armure est ainsi préparée, on l'attache avec des cercles de cuivre, et jamais avec du fer ou de l'acier : on attache cet aimant par un crochet, on y met son porteur; auquel est adaptée une bascule, ou un bassin de balance. On essaie ensuite ce qu'il peut porter. Il convient qu'il soit suspendu très-librement, afin qu'il se dirige aux pôles. On met tous les jours un petit poids de plus dans le bassin, et ordinairement cet aimant augmente de force de cette manière : mais si, par malheur, on le charge trop, et que le poids tombe, il porte beaucoup moins, et il faut recommencer l'opération.

Un aimant, attaché au fléau d'une balance, si on lui présente un morceau de fer, la balance baisse, quoiqu'elle fût en équilibre auparavant. Le même effet a lieu, lorsqu'on présente l'aimant au morceau de fer attaché, ou bien si on présente des pôles amis ; on appelle pôles amis, ceux qui s'attirent mutuellement. Si on a deux aimans, il y aura deux pôles qui se fuiront, et d'autres s'attireront. Les pôles du même nom se fuient ; ceux du nom opposé s'attirent. Il y a deux espèces d'aimants ; ceux que l'on nomme généreux, et d'autres appellés valeureux ; parce que les premiers communiquent beaucoup, et portent peu ; et que les autres portent beaucoup, et communiquent peu.

Un fil de fer en peloton, est soutenu par un aimant, quoiqu'il ne touche que par un point : lorsqu'il est replié, il n'est plus soutenu ou aimanté par communication. En frottant une lame de couteau par le milieu, l'une de ses extrémités se trouve aimantée de cette manière : on l'aimante du côté que l'on veut. Une aiguille en équilibre avant d'être aimantée, ne l'est plus après ; elle baisse vers le nord considérablement. Les émissions magnétiques traversent toutes les substances, excepté le fer et l'acier. Une aiguille aimantée, sous un récipient, est sensible à l'électricité que l'on communique au verre extérieurement avec la bouteille de Leyde : mais cela ne prouve pas que le verre soit perméable à ce fluide.

On sait qu'en accumulant l'électricité d'un côté, elle fuit de l'autre. C'est donc celle de l'intérieur du récipient qui fuit par cette aiguille, qui est suspendue librement, et qui communique par son pivot au réservoir commun. La matière magnétique passe au travers de l'eau, au travers du vuide

On a fait, sur ce principe, plusieurs expériences, très-curieuses et très surprenantes, dont la crédulité a été longtemps abusée ; telles que les trois petits clous qui s'attachent, et se quittent à volonté ; un couteau que donne l'assemblée, et qui n'est point aimanté ; il ne faut qu'approcher un aimant par-dessous : la boîte aux chifres, la boîte aux métaux, l'oracle, ou les questions, le peintre, la petite sirène allant au gré d'un magicien : toutes ces expériences, ou plutôt tous ces tours, se font par le moyen de l'aimant.

DES VENTS (1).

LE vent, dit Gassendi, est une agitation de l'air ; c'est un air agité ; et c'est l'idée

---

(1) M'étant assuré que les recherches faites par M. Sigaud de Lafond étoient de la plus grande exactitude, j'ai préféré établir cet article tel qu'il l'a rédigé lui - même, sur - tout n'ayant rien à y ajouter.

que tous les anciens philosophes s'étoient formée de ce météore. Hypocrate l'appelle un courant d'air. Une effusion, un fleuve, tout ce qui sera propre à diviser l'atmos-phère, à en enlever une partie, à la trans-porter d'un lieu dans un autre, produira donc du vent.

Nous ne nous arrêterons point à déter-miner de quelle espèce de mouvement l'air doit être agité pour produire du vent. Toute agitation quelconque, selon quelque direc-tion qu'elle se fasse, doit nécessairement produire cet effet; et si plusieurs physi-ciens ont cru que le vent n'étoit produit que par une ondulation de l'air, semblable à ces ondulations qu'on remarque sur la surface de l'eau, lorsque les vagues de la mer, par exemple, les abordent vers le rivage, on doit croire que ce mouvement particulier, qu'on remarque quelquefois dans l'air, n'exclut point, pour cela, toute autre espèce de mouvement; et que si la masse de l'air qui repose sur la surface de la terre, ou sur la surface des eaux, est quelquefois agitée d'un mouvement ondu-latoire, lorsque le vent se fait sentir, la partie supérieure de l'atmosphère peut être agitée d'un mouvement direct et différent de celui dont nous venons de parler, et qu'on ne peut refuser à l'air en quantité de circonstances.

Si tout mouvement excité dans l'air, produit nécessairement du vent ; il doit donc souffler selon toute direction quelconque. Delà cette multitude de vents., qu'on a désignés sous différens noms, pour représenter les différens endroits d'où ils viennent, ou de quel côté est produite l'agitation de l'air qui les occasionne.

Les anciens ne sentirent point tout l'avantage de cette division. Ils se bornèrent, pendant longtems, à ne reconnoître que quatre vents différens , qu'ils appelloient vents premiers, déterminés par les quatre points de la sphère. Quelques-uns divisèrent ensuite la sphère en six parties, et distinguèrent conséquemment six espèces de vents. On admit, après cela, d'autres subdivisions dans chacune de ces six parties : on en compta même jusqu'à vingt-quatre. Quoique la multiplicité de ces parties rendît la théorie des vents plus facile à saisir, on revint néanmoins à la première division, parce qu'elle paroissoit plus naturelle ; et on divisa les quatre parties du monde en deux autres chacune ; ce qui donna huit espèces différentes de vents. Ce fut, à ce que dit Vitruve , Andronicus Cirshestes qui adopta le premier cette division, et qui la fit connoître à Athènes , où il fit élever une tour octogone, sur chaque côté de laquelle il fit tracer les images de chacun de ces vents, à l'opposite de l'endroit d'où il souffloit.

Il imagina même de poser au haut de

cette tour une colonne de marbre, sur le haut de laquelle il plaça un triton d'airain, mobile en tout sens. Ce triton, très mobile sur son pivot, et cédant aux impressions du vent, marquoit avec une baguette, qu'il tenoit à la main, le vent qui souffloit ; et ce fut, nous dit-on, l'origine des girouettes, qu'on plaça ensuite sur le haut des édifices, pour indiquer les vents.

On sentit, par la suite, de quelle importance il étoit pour la navigation, de caractériser davantage les vents, et on en reconnut alors de seize espèces différnetes : mais comme ce nombre ne parut pas encore suffisant, on se détermina à en compter trente-deux, auxquels les Hollandois donnèrent les noms particuliers que nous leur avons conservés.

Pour saisir aisément la division de ces vents, considérez qu'un cercle étant donné, si on le divise d'abord en quatre parties, par le moyen de deux diamètres perpendiculaires, on aura la position des quatre vents principaux, dont les autres ne sont, à proprement parler, que des dérivés. Ces quatre vents sont le nord, N ; le sud, S ; l'est, E ; et l'ouest, O.

Si on divise ensuite ce même cercle par deux nouveaux diamètres perpendiculaires, éloignés de quarante - cinq degrés de ceux dont nous venons de parler, on aura encore quatre points, qui détermineront la position

de

de quatre autres vents, et ceux-ci prendront le nom d'un des deux voisins, entre lesquels ils se trouvent situés; on aura donc le nord-est, indiqué par ces deux lettres, N E ; le nord-ouest, N O ; le sud-est, S E; et le sud-ouest; S O.

Ces huit divisions se nomment ordinairement *rhums*, ou vents entiers.

Si on divise, après cela, en deux parties égales, chaque espace compris entre deux rhums consécutifs, on aura seize points qu'on appelle seize demi-rhums, éloignés les uns des autres de vingt-deux degrés et demi, et ou désignera les points de ces divisions, et conséquemment les vents qu'ils représenteront, par la combinaison des vents entiers qu'ils avoisineront de part et d'autre; ce qui donnera les vents suivans : sud-sud-est, S S E ; sud-sud-ouest, S S O ; est-sud-est, E S E ; ouest-sud-ouest, O S O ; nord - nord - ouest, N N O ; est - nord - est, E N E ; ouest-nord-ouest, O N O.

En divisant enfin ces seize espaces en deux nouvelles parties égales, il en naîtra trente-deux, éloignés les uns des autres de onze degrés quinze minutes, qui détermineront trente-deux vents, et qu'on appelle quarts de vents, dont les noms seront pris du vent entier le plus prochain, auxquels on ajoutera le mot quart, comme on peut le voir par la seule indication N-Q N-E, qui signifie nord-quart ou nord-est, vent

Tome I.   X

qui participe des deux entre lesquels il est placé.

Nous pensons que cette seule indication doit suffire pour le but que nous nous proposons ; mais nous donnerons ici la liste entière de ces vents , pour la commodité de nos lecteurs.

Liste des trente-deux vents.

1 Nord.
2 Nord-quart ou nord-est.
3 Nord-nord-est quart au nord.
4 Nord-est quart au nord.
5 Nord-est , galerne.
6 Nord-est quart à l'est.
7 Est-nord-est.
8 Est quart de nord-est.
9 Est , vent d'amont.
10 Est quart de sud-est.
11 Est-sud-est.
12 Sud-est quart à l'est.
13 Sud-est.
14 Sud-est quart au sud.
15 Sud-sud-est.
16 Sud quart à l'est.
17 Sud.
18 Sud , quart au sud-ouest.
19 Sud-sud-ouest.
20 Sud-ouest quart au sud.
21 Sud-ouest.
22 Sud-ouest quart à l'ouest.

23 Ouest-sud-ouest.
24 Ouest quart au sud-ouest.
25 Ouest.
26 Ouest-quart-de-nord-ouest.
27 Ouest-nord-ouest.
28 Nord-ouest quart à l'ouest.
29 Nord-ouest.
30 Nord-ouest quart au nord.
31 Nord-nord ouest.
32 Nord quart au nord-est.

Pour éviter, autant qu'il est possible, la confusion qui pourroit naître de toutes ces dénominations particulières, qui participent à autant de noms différens, nous nous en tiendrons aux huits principaux vents, qui sont :

1°. Celui que nous nommons *septentrio*, nord, et qui souffle de la partie septentrionale du nouveau monde.

2°. Celui qu'on nomme *aquilo*, nord-est, et qui vient de l'orieut solsticial.

3°. Celui que nous désignons par *sub solanus*, est; il souffle de l'orient équinoxial.

4°. Celui qu'on exprime par *enrus*, sud-est, qui vient de l'orient d'hiver.

5°. Celui qui est connu sous le nom d'*auster*, sud, et qui vient du midi.

6°. Celui qu'on nomme *africus*, sud-ouest, qui souffle du couchant d'hiver.

7°. Celui qu'on nomme *favonius*, zéphir, ouest, et qui part du couchant équinoxial.

8°. Celui qui est connu sous le nom de *corus*, nord-ouest, et qui sort du couchant solsticial.

Nous observerons que si tout vent quelconque, qui souffle de l'un des quatre points cardinaux, conserve constamment son même nom, à quelque étendue de la surface de la terre qu'il parvienne ; il n'en est pas de même pour tout autre vent quelconque, qui s'élève de tout autre point intermédiaire entre les quatre points cardinaux : il peut, et il doit changer de nom, suivant les différens endroits du globe qu'il parcourt, quoiqu'il suive constamment la même direction ; ce qui vient, comme l'observe très-bien Mussenbroek, de ce que les rhumś, d'où les vents tirent leurs noms, ne forment point de lignes droites, mais des lignes courbes entre l'équateur et les pôles. S'il vient, en effet, un vent de l'équateur, qui fasse avec notre méridien un angle de 45 degrés, par exemple, tel que celui que nous avons nommé *africus*, sud-ouest ; ce même vent, soufflant selon la même direction, ne formera cependant pas le même angle avec le méridien des autres régions, où il pourra arriver ; mais un angle qui deviendra plus grand, à proportion que ces régions seront plus proches du pôle boréal ; ce qui vient, continue Mussenbroek, de ce que les méridiens ne sont pas parallèles entre eux ; mais de ce qu'ils sont convergens vers les pôles où ils se réunissent.

La direction des vents et la force avec laquelle ils soufflent, ont occupé long-tems les physiciens. Rien, dit M. Buffon, ne paroît plus irrégulier et plus variable dans nos climats : cette irrégularité est beaucoup moindre dans plusieurs autres, et on en trouve quelques-uns où ils soufflent constamment dans la même direction et presque dans la même force. Delà cette nouvelle partition des vents, qui les rend plus faciles à décrire. On les divise en quatre espèces différentes.

1°. En vents généraux, et constans.

2e. En vents périodiques et anniversaires, qui soufflent en certains tems.

3°. En vents de terre et vents de mer.

4°. En vents libres et variables, qui n'ont aucune direction fixe. Le célèbre Halley, Dampieres, et Varenius, sont, sans contredit, ceux qui ont décrit le plus exactement les vents généraux et constans. C'est d'après leurs recherches que Mussenbroek, et notre Pline françois, M. de Buffon, nous en ont tracé l'histoire; et ce sera aussi d'après ces grands hommes, que nous en donnerons ici une légère idée.

Depuis que les mers sont fréquentées, et qu'on vogue sur toute l'étendue de leur surface, on convient unanimement, qu'il règne un vent général d'est sous la zone torride ; et que depuis le vingt-septième ; jusqu'au trente-septième, et même jusqu'au quarantième degré, on éprouve des vents d'ouest, moins réguliers néanmoins que le vent d'est, et plus propres à occasionner des tempêtes. Le premier de ces deux vents est connu chez les marins, sous le nom de bise, et les autres, sous le nom d'aval.

Quoique le vent général d'est semble affecter toute l'étendue de la zone torride, et qu'il paroisse quelquefois céder à d'autres vents irréguliers, tels que des tourbillons violens, dans les endroits de cette zone, qui sont les plus proches des tropiques, M. de Buffon nous apprend que ce même vent se fait sentir au-delà des tropiques ; qu'il règne si constamment dans la mer pacifique, par exemple, que les vaisseaux qui vont d'Acapulco aux Philippines, font dans l'espace de deux mois cette route de 2,700 lieues, sans aucun risque, et sans, pour ainsi dire, avoir besoin d'être dirigés : mais il n'en arrive pas ainsi, lorsqu'on revient des Philippines à Acapulco ; la route est plus longue et plus difficile.

Ce vent, connu sous le nom général d'est, participe néanmoins du sud et du nord : il paroît nord-est sur la mer atlantique, et sud-est sur celle d'Éthiopie, et ces deux mers sont comprises entre les deux tropiques. Ces vents souffrent des variations très-marquées, suivant les différens degrés de latitude où ils se font sentir. Depuis la ligne jusqu'au douxième ou quatorzième dégré, ils sont assez foibles, quelquefois inconstans : mais depuis le quatorzième jusqu'au vingt-troisième, ils sont plus violens que par-tout ailleurs : ils mollissent, enfin, d'après le vingt-troisième jusqu'au vingt-huitième ou au trentième degré.

La raison que l'on apporte de ces variations, paroît être, on ne peut pas plus naturelle. Depuis la ligne jusqu'an quatorzième degré, le vent d'est souffle contre le continent de l'Amérique, qui lè brise et l'arrête : il ne peut donc avoir la même liberté pour se mouvoir dans cet espace, qu'entre le quatorzième et le vingt-troisième degré de latitude, où il passe entre les îles des Antilles et les Caraïbes, situées entre le golphe de Mexique et l'océan atlantique ; ce qui lui laisse la liberté de se mouvoir, sans aucun obstacle sensible, de l'océan atlantique au golphe de Mexique. Par la même raison, le vent doit mollir depuis le vingt-troisième dégré jusqu'au vingt-huitième ; puisque dans cette espace il souffle contre le continent de l'Amérique septentrional, savoir, contre la Floride.

Ce raisonnement se trouve confirmé, par ce qu'on observe journellement. Le vent, en effet, est toujours plus fort en pleine mer, où il n'éprouve aucun obstacle, que sur le continent. Personne n'ignore combien les arbres, les édifices, les montagnes, et les autres obstacles de cette espèce, contribuent à diminuer la violence du vent, qu'on ressent totalement dans les plaines et dans les endroits découverts.

Nous ne nous arrêterons pas ici à parcourir toutes les observations qu'on a faites sur les variations qui surviennent à la direction générale d'est, qui participe tantôt plus, tantôt moins, du nord et du sud, suivant quantité de circonstances, dans le détail desquelles nous ne pouvons nous permettre d'entrer. Nous ferons seulement observer que le changement de saison contribue beaucoup à la direction de ces sortes de vents : on remarque assez habituellement qu'ils suivent le cours du soleil. Lorsque cet astre parcourt les signes septentrionaux, le vent du nord ouest, qui souffle sur la partie septentrionale de la terre, prend davantage de l'est, et le vent du sud est, qui règne sur la mer d'Ethiopie, prend davantage du sud : au contraire, lorsque le soleil parcourt les signes méridionaux, les vents du nord-est, qui soufflent sur la mer atlantique, prennent davantage du nord ; et les vents du sud-ouest, qui soufflent sur la mer d'Ethiopie, prennent davantage de l'est.

Une autre influence du soleil, qui n'a pas échappé aux marins, c'est que le ciel est fort serein sous la ligne, et que le passage en est assez sûr, lorsque le soleil se trouve dans les signes méridionaux. Il n'en est pas ainsi, lorsque cet astre parcourt les signes septentrionaux : on remarque alors sous la ligne de fréquentes tempêtes ; phénomène cependant qu'on n'observe que dans la partie orientale de l'océan atlantique.

Outre le vent général de l'est, dont nous venons de parler, on observe encore des vents périodiques et anniversaires, qui soufflent régulièrement dans certaines saisons : tels sont, par exemple, ceux que les anciens connoissoient sous le nom de vents éthésiens. Ces vents étoient en plusieurs endroits nord-nord-est ; et on observoit que s'ils commençoient à s'élever, huit jours avant la canicule, ils étoient de fort peu de durée ; mais qu'ils se faisoient sentir, au contraire, pendant l'espace de quarante jours, s'ils ne commençoient à s'élever que deux jours avant le lever de la canicule. Les Romains savoient autrefois profiter tous les ans de ces vents, pour faire le voyage des Indes.

On peut dire que les vents éthésiens varient suivant les régions où ils soufflent : ils n'ont pas tous la même durée, ni la même direction. On observe particulièrement ces sortes de vents dans la Grèce, dans la Thrace, dans la Macédoine, dans la mer Egée. Ils cessent ordinairement pendant la nuit ; et ils ne s'élèvent que vers les neuf heures du matin : c'est pour cela que les

marins les nomment quelquefois vents som-
meillans.

On remarque aussi des vents éthésiens
dans la Hollande. Ces vents viennent du
nord, et sont fort dangereux, lorsqu'ils ne
viennent qu'à la mi-septembre; ils causent
alors de grands ravages.

Les navigateurs sont toujours fort attentifs
à saisir les vents réglés, pour abréger le tems
deleur course. C'est pour profiter de la faveur
de ces sortes de vents, qu'on ne part du Mo-
zambique pour l'Inde, qu'au mois d'août.
Le vent favorable pour ce voyage ne commence à souffler que dans ce tems, jusqu'à
la mi-septembre, et on attend toujours le
mois d'avril pour le retour, parce que le
vent favorable à ce dernier voyage, se fait
sentir depuis avril jusqu'a mois d'août.

On peut encore regarder comme anniversaires ou périodiques, les vents que les
anciens nommoient zéphirs, ou d'ouest : ils
souffloient en différens endroits après l'é-
quinoxe. On remarque pareillement sur la
méditerrannée, que le vent d'ouest se lève
après midi, et ne tombe qu'après le coucher du soleil, depuis le mois de mars,
jusqu'au mois de septembre.

Nous ne connoissons point d'endroits où
les vents soient plus réguliers qu'à Malaca.
Depuis la fin du mois d'août, jusqu'à la fin
d'octobre, on y remarque constamment une
espèce de vent, que les Indiens appellent

mousson. Depuis novembre, jusqu'en avril, le vent du nord y règne constamment, et les vents de sud et de sud - est s'y font constamment sentir, depuis le mois de mai, jusqu'au mois d'août.

On remarque pareillement que ces mêmes vents, ces moussons, commencent à se faire sentir, et continuent à souffler pendant l'espace de sept mois, à commencer à la fin d'août, depuis l'île de Java, jusques bien avant sur les côtes de la Chine. Ces vents prennent plus ou moins du sud - est et du nord - est : pendant les cinq autres mois de l'année, les vents d'ouest et de sud - ouest règnent continuellement.

Les vents réglés, toutes choses égales d'ailleurs, sont communément plus foibles, que ceux qui surviennent subitement. Ils ne soufflent pas ordinairement si fort pendant la nuit, que pendant le jour ; ils cessent quelquefois après le coucher du soleil.

Les vents de mer et de terre soufflent assez régulièrement encore. On remarque sur certaines côtes, que les vents de mer se portent de la mer vers la terre, pendant le jour, et qu'ils cessent pendant la nuit ; tandis que les vents de terre ne se font pas sentir pendant tout le jour, mais se lèvent pendant la nuit, et se portent vers la mer. Voici l'ordre le plus régulier qu'ils suivent habituellement.

Les vents de mer se lèvent vers les neuf

heures du matin ; ils agitent foiblement la surface de la mer , et ils se portent assez tranquillement vers la terre : mais lorsqu'ils ont gagné la terre , ils commencent à devenir plus forts , et leur force augmente jusqu'à midi : c'est le moment où ils soufflent avec le plus de vigueur ; ils persévèrent avec la même force jusqu'à trois heures ; ils mollissent ensuite peu - à - peu jusqu'à cinq ou six heures , et ils disparoissent alors jusqu'au lendemain matin.

Les vents de terre , au contraire , ne commencent à se faire sentir que vers les six heures du soir ; ils soufflent ensuite pendant toute la nuit jusqu'au lendemain matin ; et ils tombent depuis six jusqu'à huit heures , suivant la saison de l'année. On remarque sur-tout ces sortes de vents sur les côtes et dans les îles situées entre les deux tropiques.

Les vents libres , dont il reste encore à faire mention , sont ceux qui ne sont aucunement réglés , soit par rapport au tems où ils se font observer , soit par rapport à celui de leur durée , soit par rapport à la force avec laquelle ils soufflent , soit , enfin , par rapport à leur hauteur , leur longitude , leur latitude , etc.

Ces sortes de vents se font sur - tout remarquer dans les zônes tempérées ; ils s'étendent néanmoins depuis les tropiques , jusqu'aux pôles. Quoique ces vents ne soient assujettis à aucune règle , on remarque cependant qu'ils soufflent plus souvent le matin et le soir, que vers le midi. Ils ne sont nulle part plus violens, que dans les contrées où il se trouve beaucoup de montagnes, de cavernes, de forêts, et quantité d'autres obstacles qui s'opposent à la direction des vents généraux et réguliers.

Tous les vents, dont on vient de parler, ont cela de particulier, que leurs qualités varient selon les différentes régions où ils se font observer. Les vents d'ouest, par exemple, qui sont fort pluvieux en Hollande, sont secs et sereins lorsqu'on approche du Canada. Les vents du midi, qui sont presque par-tout humides, sont fort secs en Egypte et en Afrique. Le sud-est, très-mal sain, et qui brûle presque tous les fruits à Aix, en Provence, est cependant fort serein au Caphoux, situé dans la même province : il y contribue beaucoup à la fertilité de la terre.

Les vents du nord sont très-dangereux et très-froids en Pologne : ils sont aussi froids en Italie ; mais ils y sont très salubres. Le nord-est, qu'on regarde ordinairement en France comme l'avant-coureur des pluies, des neiges et des frimats, souffle, pendant un certain tems de l'année, dans la Grèce ; il y excite des toux ; il y produit des maux de gorge, de poitrine, des couleurs dans les côtes, etc.

De l'Origine des vents.

Cette exposition succinte des vents, suffit pour donner une idée générale de la variété de ces météores ; mais ils doivent faire l'étude principale du marin. Les physiciens se sont fort occupés, dans tous les tems, à assigner leur origine.

Aristote s'est contenté de dire que les vents ne sont qu'une exhalaison chaude et sèche. Ses disciples, peu contens de la doctrine de leur maître, ajoutent qu'il s'y trouve quelquefois quelques vapeurs humides qui s'élèvent des eaux et de la terre ; que ces vapeurs arrêtées, par le froid qu'elles éprouvent, dans la moyenne région de l'air où elles s'élèvent, sont repoussées du haut en bas, où elles sont balottées, et où elles produisent les différens phénomènes exposés ci-dessus. La doctrine des anciens n'est pas mieux fondée que celle d'Aristote et de ses sectateurs. Nous ne nous occuperons pas à analyser tout ce qu'ils nous ont transmis à ce sujet.

Les modernes ne sont pas trop d'accord entre eux sur cette matière. Descartes et ses sectateurs ont recours à l'expérience de l'éolipile, pour expliquer la génération des vents. Leur système est, à la vérité, très-ingénieux, mais peu solide, et nullement

satisfaisant aux phénomènes que nous ve=
nons d'exposer.

On connoît, par ce qui vient d'être dit
de cette expérience à l'article dans lequel
nous avons traité de l'eau considérée comme
vapeurs, l'effet que produit l'éolipile. Or,
voici de quelle manière les cartésiens font
l'application de cette expérience au phénomène dont il est ici question.

L'éolipile, disent-ils, représente les cavités souteraines répandues dans les différens endroits de notre globe : l'eau et l'air
dont elle est remplie, représentent ces deux
fluides renfermés dans ces cavités ; la queue
de l'éolipile, et le trou dont elle est percée, ressemblent aux crévasses, aux petites
ouvertures, aux canaux qui communiquent
du dedans de ces cavités au dehors. La chaleur souteraine fait l'office des charbons al-
lumés sur lesquels on expose l'éolipile, et
le souffle impétueux qui en sort, représente
très-bien les vents violens qui s'échappent
des cavités souteraines, pour se répandre
sur la surface de la terre.

On voit, par ce court exposé, que Des=
cartes et ses partisans ne se sont uniquement
occupés qu'à expliquer, d'une manière générale, comment le vent peut se
former, et qu'ils n'ont aucunement fait attention aux phénomènes particuliers de ce
météore. Ceux qui se sont attachés à suivre
l'histoire des vents, et à réconnoître les va-

riétés que nous avons décrites en partie ; pensent, avec raison, qu'il y a plusieurs causes qui concourent conjointement à la production des vents. Tout ce qui peut diviser l'atmosphère, tout ce qui peut transporter ces parties d'un endroit en un autre, tout ce qui peut rompre l'équilibre que les colonnes d'air affectent les unes avec les autres, doit être rangé parmi les causes productrices du vent. Les directions variées qu'il affecte, dépendent également de plusieurs causes ; de la situation du terrein où il souffle, des fleuves, des lacs, des mers qui se trouvent sur son passage ; mais surtout des montagnes, des forêts, et en général de tous les édifices élevés, dont l'effet est de résister et de briser les portions d'air agité qui viennent les heurter.

Cette vérité est confirmée, autant qu'on peut le désirer, par des observations exactes, faites pendant une longue suite d'années par plusieurs célèbres physiciens. Il nous suffira de rapporter ici celles que le fameux Kirker fit anciennement ; elles nous apprennent que le mont Janvier, habituellement couvert de neige, occasionnoit tout à-la-fois un vent du nord à Rome, un vent du sud dans les pays situés au-delà de cette montagne, un vent d'est aux Sabins, et un vent d'ouest aux Vestins.

Chaque pays doit donc avoir des vents particuliers, eu égard à sa situation et à
la

disposition de ses alentours, comme on l'a constamment observé. Ce sont donc ces dispositions particulières qu'il est important de connoître, et auxquelles il faut s'arrêter, lorsqu'on veut rendre raison des vents particuliers qu'on remarque en différentes contrées.

Si la cause des vents particuliers et des différentes directions qu'ils affectent, paroît si compliquée et si difficile à saisir, il n'en est pas de même de celle des vents généraux et réglés, dont nous avons parlé ci-dessus. L'action du soleil sur la portion de l'atmosphère qui lui répond, paroît suffisante pour en rendre raison, sans qu'il paroisse nécessaire d'avoir recours à l'action de la lune, comme plusieurs physiciens l'ont cru, d'après un excellent ouvrage de M. d'Alembert. Ce célèbre mathématicien prétend que la véritable cause des vents, dépend de la force attractive du soleil et de la lune. Il veut donc qu'on calcule et qu'on détermine le mouvement de l'air, en vertu de la force attractive de ces deux astres. Pour éloigner toutes les difficultés qui s'opposent d'abord à ce travail immense, et pour trouver une solution générale, il commence par supposer que la terre est un globe solide et régulier, enveloppé, en tout sens, d'une couche d'air, dont les parties peuvent être indifféremment homogènes ou hétérogènes, pourvu cependant qu'elles ne se nuisent point dans leurs mouvemens : et d'après cette supposition, très - recevable pour le cas dont il s'agit, il détermine la direction et la vîtesse du vent pour chaque endroit, et il démontre que le vent général d'est doit continuellement régner sous l'équateur, comme nous l'avons déja fait observer précédemment.

Mais la solution de ce problême général ne satisfait pas les vues de ce célèbre mathématicien. Il considère ensuite le vent, tel qu'il doit être, relativement aux altérations qu'il doit subir, par rapport aux montagnes, et aux autres obstacles qui se rencontrent sur la surface de la terre. Il détermine la vîtesse du vent sous différentes positions, telles que sous l'équateur, sous un parallèle, sous un méridien quelconque; au supposant que ce vent souffle dans une chaîne de montagnes parallèles. Il pousse même beaucoup plus loin cette théorie; et à l'aide de quelques équations qu'il nous donne, il nous met à portée de déterminer le mouvement du vent dans un espace entouré d'obstacles, de montagnes, et d'assigner les différens degrés de vîtesse dont il est susceptible. Cet ouvrage, bien digne du suffrage de la savante académie qui le couronna, mérite d'être lu et médité; c'est,

(339)

sans contredit, le plus curieux que nous
ayons sur cette matière (1).

Nous observerons cependant que la manière selon laquelle on y explique le vent
général d'est, qui règne constamment entre
les deux tropiques, ne paroît pas satisfaisante. Si l'action de la lune contribuoit à
ce vent, autant que l'auteur le prétend, il
s'ensuivroit nécessairement que le vent chan-
geroit entre les deux tropiques à chaque
mois lunaire, et on observeroit dans l'année une multitude de changemens qu'on
n'observe jamais, et qui se bornent constamment à deux. Il peut cependant bien se
faire que la lune entre pour quelque chose
dans ce phénomène ; mais ce n'est pas là la
véritable cause qui le produit ; et, comme
l'observe très-bien l'illustre Buffon, l'attraction de la lune, jointe même à celle du soleil, sont deux causes dont l'effet est insensible, en comparaison de la chaleur du soleil qui se fait sentir sur la portion correspondante de l'atmosphère. Cette attraction,
à la vérité, produit, ou doit produire, dans
l'air un mouvement semblable à celui du
flux et reflux de la mer ; mais ce mouvement n'est rien en comparaison des agita-
tions de l'air, qui sont produites par la ra-

____

(1) D'Alembert, Réflexions sur la cause générale
des vents.

réfaction occasionnée par la chaleur du soleil. Il ne faut pas croire, continue ce célèbre naturaliste, que parce que l'air a du ressort, et qu'il est huit cents fois moins pésant que l'eau, qu'il doit recevoir, par l'action de la lune, un mouvement de flux et de reflux fort considérable. Pour peu qu'on y réfléchisse, on verra que ce mouvement n'est guère plus sensible que celui du flux et reflux des eaux de la mer ; car la distance à la lune, étant supposée la même, une mer d'eau, ou d'air, ou de telle autre matière fluide qu'on voudra imaginer, aura à-peu-près le même mouvement, parce que la force qui produit ce mouvement, pénètre la matière, et est proportionnelle à sa quantité. Ainsi, une mer d'eau, d'air ou d'argent vif, s'éleveroit à-peu-près à la même hauteur, par l'action du soleil et de la lune ; et dès-lors on voit que le mouvement que l'attraction des astres peut causer dans l'atmosphère, n'est pas assez considérable pour produire une grande agitation, et conséquemment le phénomène dont il est ici question.

La chaleur du soleil, au contraire, paroît suffisante, et c'est la véritable cause du mouvement général d'est ; combinée avec plusieurs autres causes particulières, que tous les physiciens admettent, elle satisfait à toutes les irrégularités de ce météore.

Pour concevoir aisément la production du vent général d'est, supposons que le soleil soit à l'équateur, la masse d'air qui lui répond devient extrêmement raréfiée par la chaleur de ses rayons qui tombent perpendiculairement sur elle. Le ressort de cette masse d'air acquiert plus d'intensité à proportion de sa raréfaction; elle s'étend en tout sens, et elle s'élève au-delà des bornes de l'atmosphère. Mais cette partie d'air élevée, n'étant point soutenue, et jouissant des mêmes propriétés que toute autre espèce de fluide, elle s'épanche en tout sens, et elle vient surcharger les colonnes collatérales : ces dernières, plus denses que la masse échauffée qui vient de se dilater, et d'ailleurs surchargées de la portion d'air qui vient de se répandre sur elles, se portent dans la masse d'air échauffée, et produisent une agitation plus ou moins sensible, suivant que la raréfaction de celle-ci est devenue plus ou moins grande, et qu'elle est encore augmentée par plusieurs autres causes qui peuvent concourir à cet effet; telles, par exemple, que les vapeurs chaudes que le soleil élève en même tems.

Cet effet, que nous venons de considérer sur un des points de l'équateur, doit pareillement se considérer sur tous les points de ce cercle que le soleil parcourt et qu'il échauffe successivement dans tous les endroits, au zénith desquels il se trouve; et conséquemment cette agitation de l'air doit suivre le mouvement du soleil, tandis qu'il se meut d'orient en occident, ou pour parler plus juste, doit suivre, en sens contraire, le mouvement diurne de la terre, qui se fait d'occident en orient. Delà ce vent général d'est qui souffle assez constamment entre les deux tropiques. Ce vent n'est pas, à la vérité, le résultat de la seule pression de l'air d'orient en occident, il résulte de la combinaison de plusieurs pressions.

On connoît, en effet, que la colonne d'air, raréfiée par la chaleur du soleil, surchargée elle-même des vapeurs qui s'élèvent sur-tout de la mer méditerranée, située entre les deux tropiques, s'étend à une grande hauteur au-dessus de l'atmosphère, et retombe sur toutes les colonnes collatérales, tant sur celles qui la précèdent et qui la suivent, que sur celles qui sont au septentrion et au sud. Celles qui la précèdent, et qui sont plus occidentales, participent de plus en plus au degré de chaleur que le soleil lui imprime, et cela à raison du mouvement de la terre d'orient en occident. Delà les colonnes postérieures; celles qui sont plus orientales, se jettent dans la colonne échauffée et raréfiée, et produisent directement un courant d'air d'occident en orient. Mais dans ce même tems les colonnes collatérales, célles qui sont situées du côté du nord et du côté du midi, assurent pareillement dans cette même colonne, que nous diviserons pour plus grande commodité, en deux parties dans le sens de l'équateur : l'une au nord et l'autre au midi. La première sera pressée en deux sens, d'arrière en avant, c'est-à-dire, d'orient en occident, comme nous venons de l'observer, et en même tems du nord vers l'équateur, par les colonnes collatérales qui sont plus au nord. Le mouvement de cette colonne participera donc de ces deux directions et engendrera un vent nord-est. La deuxième partie de la seconde colonne, celle qui est au midi, sera également poussée d'orient en occident, et en même tems du sud à l'équateur, par les colonnes collatérales qui sont plus au sud ; ce qui produira un vent de sud-est.

Ces deux vents, nord-est et sud-est, se rencontrant dans la région de cette colonne, qui est immédiatement au-dessous du soleil, se décomposeront, et ne produiront qu'un vent d'est, tel qu'on l'observe et que nous l'avons annoncé.

Si on réfléchit sur cette matière d'appliquer la formation du vent, on verra que, quoique nous la fassions dépendre de l'action du soleil, nous ne négligeons pas pour cela les secours des autres causes qui doivent nécessairement y contribuer. Une des principales c'est, sans contredit, la quantité de vapeurs que le soleil élève en même tems qu'il raréfie la colonne d'air à laquelle il répond.

C'est à ces vapeurs sur-tout que nous attribuons l'excès de pésanteur qu'acquièrent les colonnes collatérales ; et si on considère la quantité qui doit s'en élever entre les deux tropiques , on concevra facilement que ce n'est pas sans raison que nous leur attribuons cet effet. Tous les géographes conviennent que l'étendue de la mer entre les deux tropiques surpasse celle du continent. En supposant néanmoins que ces deux surfaces soient égales, on aura une surface de cent quatre-vingt degrés de longitude, sur quarante sept degrés de latitude, qui donnera huit mille quatre cent soixante degrés en carré. Or, chaque degré en carré contient neuf cents milles carrés de Hollande (1). En multipliant donc huit mille quatre cent soixante par neuf cents, on aura sept millions six cent quatorze mille milles carrés pour la surface de la méditerranée, comprise entre les deux tropiques. Chaque mille carré fournit un million huit cent soixante-quinze mille pieds cubiques d'eau:

____

(1) Voyez Mussembroek, *Cours de physique expérimentale ;* tome III.

par conséquent, 7,614,000 milles en fourniront 14,276,250,000,000 pieds cubiques,
qui s'éleveront dans la masse d'air échauffée par les rayons du soleil, et qui conséquemment se porteront avec elle à une certaine hauteur au-dessus des colonnes collatérales, et, s'épanchant ensuite sur ces dernières, les rendent plus pésantes, et produiront certainement l'effet que nous leur
avons attribué.

En suivant le soleil dans sa course an-
nuelle, et en considérant attentivement les
endroits du globe terrestre qui lui répondent, on peut aisément rendre raison des
variations qu'on observe dans là direction
du vent d'est ; direction qui participe en
différens endroits, et en différens tems,
plus ou moins du nord et du sud, comme
nous l'avons fait remarquer ci-dessus.

On voit facilement que les vents du nord-
est doivent être presque perpétuels dans les
régions septentrionales, parce que l'air y
est poussé du pôle boréal vers l'équateur ;
et les observations sont on ne peut pas plus
conformes à cette théorie.

Les vents réglés, tels, par exemple, que
ceux qu'on appelle *moussons*, sont, à la
vérité, plus difficiles à expliquer que les
vents généraux, dont nous venons de donner une légère idée. Ils dépendent d'un concours de tant de causes différentes, qu'il
n'est pas possible de les assigner assez exac-

tement, à moins de connoître parfaitement
la situation du terrein, et les variétés qui
s'y font remarquer. Tous les physiciens
conviennent en effet que ces sortes de vents
dépendent des montagnes, de leurs situa-
tions, des exhalaisons qui s'en échapent en
certains tems périodiques, de la fonte des
neiges, de la chaleur du terrein, et de plusieurs autres causes auxquelles on n'a point
encore fait assez d'attention, mais qu'on
découvrira peut-être par la suite : on doit
penser la même chose des vents éthésiens.

Quant aux vents de terre et de mer, leur
origine paroît assez bien déduite de la cause
générale, que nous avons assignée, pour
expliquer la formation des vents généraux.
La chaleur du soleil, et conséquemment
la raréfaction de la masse d'air qui lui répond, suffit pour produire ces sortes de
vents. Le soleil se levant vers les six heures du matin, dans les endroits où ils se
font observer, échauffe insensiblement la
colonne d'air qui lui répond ; et on conçoit
aisément que cette colonne est suffisamment échauffée vers les neuf heures du matin, pour que les colonnes d'air qui couvrent la surface de la mer, et qui sont naturellement plus denses, par rapport à la
quantité de vapeurs qui s'y élèvent, venant
outre cela, à être surchargées par la chûte
de la partie supérieure de la colonne d'air
échauffée et dilatée, se jettent dans cette

colonne et produisent un vent de mer , qui deviendra plus fort et plus impétueux de-puis midi jusque vers les trois heures du soir, tems où l'action du soleil étant plus forte , la colonne d'air se trouve plus échauf-fée et se dilate davantage. On conçoit pa-reillement que l'action du soleil , venant à se rallentir vers le soir , ces vents doivent pareillement se modérer, comme on l'ob-serve habituellement , et même totalement tomber après le coucher du soleil.

Lorsque cet astre est au-dessous de notre horizon , l'effet de sa présence subsiste en-core sur la surface de la terre et sur celle de la mer ; le terrein et l'eau conservent une partie de la chaleur qu'il leur a com-muniquée. Cette chaleur élève des vapeurs de ces deux surfaces , mais plus abondam-ment de la mer que de la terre. Cet excès de vapeurs chaudes élevées au-dessus de la mer , échauffe davantage la masse d'air dans laquelle elles s'élèvent , et la dilate davan-tage que celle qui répond à la surface du continent. De-là une partie de cette der-nière masse d'air se jette dans celle qui couvre la mer, et produit un vent de terre , qui se fait sentir pendant toute la nuit , jusque vers le matin , tems auquel il s'éta-blit encore une espèce d'équilibre entre les deux masses d'air dont nous venons de par-ler ; ce qui doit produire le même effet qu'on observe au coucher du soleil.

Ces sortes de vents règnent donc alternativement le jour et la nuit, et ils doivent
nécessairement avoir les intermittences et
les degrés d'accroissement que nous venons
d'indiquer. Ils ne se font cependant pas sentir dans les tems humides, parce qu'alors
le ciel étant couvert de nuages, l'action du
soleil ne peut se transmettre comme auparavant, et conséquemment les masses d'air
qui recouvrent les surfaces de la mer et de
la terre ne peuvent être inégalement échauf-
fées et raréliées. Les effets résultans de cette
inégalité doivent donc être supprimés.

Il en est encore des vents libres comme
des vents réglés et périodiques. Ils dépendent également d'une multitude de causes
que nous ne pouvons assigner exactement,
sans connoître auparavant la disposition des
lieux où ils se font sentir, et les variétés
auxquelles ils sont exposés. Souvent la cause
qui les produit est renfermée dans les entrailles de la terre. Il se trouve en plusieurs
endroits des cavernes d'où l'on a vu sortir
plusieurs fois des vents impétueux qui s'élèvent dans l'air, et parcourent un très-grand
espace sur la surface de la terre. Les causes de ces sortes de vents sont elles-mêmes
très-variables. Souvent la seule différence
entre la densité de l'air extérieur et celle de
la masse d'air renfermée dans ces cavernes
suffit pour que cette dernière s'étende et se
porte au dehors avec plus ou moins de vé-

hémence. Souvent une effervescence exci-
tée dans ces cavernes, par de l'eau qui y
aborde et qui y rencontre des parties sul-
phureuses ou vitrioliques, élève des vapeurs
chaudes plus ou moins denses : ces vapeurs
dilatent la masse d'air, et l obligent à se
porter au-dehors avec une très-grande impétuosité. Plusieurs autres causes, qu'on ne
peut prévoir et qui varient suivant les circonstances des tems et des lieux, produisent
de semblables effets dans les. entrailles de
la terre, et engendrent des vents qui s'étendent plus ou moins loin, avec plus ou moins
de force, et suivant différentes directions.

La cause des vents libres doit se déduire
encore de tout ce qui peut causer quelque
ébranlement, quelque mouvement particulier dans la masse d'air qui recouvre notre
globe. Un grand feu allumé à la surface de
la terre, une décharge d'artillerie, une grande
quantité de vapeurs qui s'élèvent, la fonte
des neiges et des glaces, etc., tous ces effets sont nécessairement accompagnés et
suivis de différens vents qu'ils produisent,
ainsi que plusieurs célèbres physiciens l'ont
constamment observé.

On peut encore trouver dans l'atmosphère même, plusieurs causes de ces sortes
de vents. Les effervescences qui s'y engendrent assez souvent, par le mélange de différentes exhalaisons qui s'y élèvent, sont,
sans contredit, une cause très-propre à

exciter des vents particuliers. On doit penser la même chose de tous les mouvemens subits qui peuvent se produire dans l'atmosphère, de quelque manière que ce soit. On conçoit, par ce court exposé, combien nous sommes éloignés de pouvoir établir une théorie exacte des vents, et combien il nous reste encore d'observations à faire, pour qu'on puisse lier ensemble tous les phénomènes qu'on observe. On ne peut donc trop recommander aux physiciens le soin de ces sortes d'observations, et ils ne peuvent descendre dans des détails trop circonstanciés, pour les faire, puisque la situation des lieux, les variétés qui s'y trouvent, les vapeurs et les exhalaisons qui s'y élèvent, et quantité d'autres circonstances qu'on ne peut prévoir, concourent à la production de quelques vents particuliers. Derham, Mussenbroek, Graaf, et quantité d'autres célèbres physiciens, sentirent très-bien de quelle importance il étoit pour les progrès de la physique, de donner tous leurs soins à ces sortes d'observations : mais les recherches de ces grands hommes, bornées à leur pays, ne peuvent être regardées que comme le commencement d'un travail immense, qu'il nous reste encore à faire. Ce sont des modèles seulement qu'on peut proposer à suivre, pour se mettre au fait de la manière d'opérer, jusqu'à ce qu'on ait rassemblé assez d'observations, pour les comparer les unes aux autres , et pour en déduire une théorie générale.

Il n'est pas moins important aux progrès de la théorie des vents , qu'on puisse déterminer leur vîtesse. C'est le seul moyen d'expliquer quantité d'effets surprenans qu'ils produisent quelquefois.

Le père Martin rapporte que dans la presqu'île d'en - deçà du Gange, les vents deviennent si impétueux vers la mi - mai, qu'ils élèvent en l'air des nuées de poussière , qui obscurcissent le soleil, et qui le dérobent à la vue pendant l'espace de quatre à cinq jours. M. de Chabert, lieutenant de vaisseau de roi, nous apprend qu'en 1757, il survint des ouragans furieux dans l'île de Malte, et qu'ils y produisirent des effets étonnans. Le premier sur - tout, qui se fit sentir le 19 octobre, déplaça plusieurs pièces de canon et des mortiers, situés sur la plateforme du fort Saint - Elme. Deux canons , entr'autres , de quarante livres de balle , montés sur leurs affuts, et placés à côté l'un de l'autre, dans la même direction , furent retournés en sens opposé , et rapprochés par les côtés de leurs culasses. L'extrémité de l'affut de l'un de ces canons , se trouva à treize pieds de distance de sa place. Les mortiers furent transportés au moins aussi loin , et tournés pareillement dans des sens opposés. M. de Buffon confirme ces observations : il décrit aussi en peu de mots, les effets prodigieux que les vents produisent : ils élèvent, dit-il, des montagnes de sable dans l'Arabie et dans l'Afrique ; ils en couvrent des plaines, et souvent ils transportent ces sables jusqu'à plusieurs lieues dans la mer, où ils les amoncèlent en si grande quantité, qu'ils y ont formé des bancs, des dunes, des îles. Dans les Antilles, à Madagascar, et dans plusieurs autres endroits, ils agissent avec tant de force, qu'ils enlèvent quelquefois les arbres, les plantes, les animaux, avec toute la terre cultivée : ils font remonter et tarir les rivières ; ils en produisent de nouvelles ; ils renversent les montagnes et les rochers ; ils font des trous et des goufres dans la terre, et changent entièrement la surface des malheureuses contrées où ils se forment. On en a vu dont l'impétuosité alloit au-delà de toute croyance. Le journal des savans fait mention d'un vent qui s'éleva, en 1780, à Radziciovicaah, à cinq milles de Varsovie : il enleva une grosse tour d'une église, et les cloches qui y étoient ; et il transporta cette masse énorme sur un édifice qui en étoit fort éloigné. Les voyageurs rapportent un grand nombre de faits semblables, qui prouvent tous également la force avec laquelle le vent agit quelquefois, et les effets surprenans qu'il produit.

Les physiciens qui se sont proposés d'expliquer ces faits, ont tenté différentes méthodes

thodes pour connoître la vîtesse et la force avec laquelle le vent agit. Quoique les résultats de leurs expériences ne s'accordent pas exactement, puisque les uns veulent que la vîtesse de l'air, comparée à celle de l'eau, également pressée, soit dans le rapport de 25 à 1, d'autres comme 24 à 1; quelques-uns comme 29 à 1 : ces différences sont assez petites, pour qu'on puisse profiter de ces observations, en prenant un terme moyen entre la plus petite et la plus grande vîtesse possible.

Ce fut d'après de semblables observations, que M. Bouguer dressa une table, dans laquelle il détermina en poids la force d'un vent qui parcouroit depuis 1, jusqu'à 100 pieds en une seconde. On reproche, à la vérité, à ce célèbre académicien, d'avoir évalué ces poids au-dessous de ce qu'ils devroient être. Quoique ce reproche ne soit pas sans fondement, on peut néanmoins se servir de cette ingénieuse table ; et les calculs qu'on fera d'après, approcheront assez de la vérité, à laquelle il n'est point possible d'atteindre.

Si les vents produisent quelquefois de si grands ravages en plusieurs endroits de la terre, ils nous procurent nombre d'avantages, qui font plus que récompenser les dommages que nous pouvons leur reprocher : ils tiennent l'air dans une agitation, dans un mouvement continuel ; ce qui l'empêche de se corrompre et de s'infecter par le mélange et la fermentation des exhalaisons qui se répandent continuellement dans son sein. Aussi le célèbre Hyppocrate a-t-il observé plusieurs fois, qu'après un long calme, et sur-tout pendant l'été, il survient des maladies contagieuses, des fièvres malignes, et quelquefois même la peste.

Ils rafraîchissent l'air de plusieurs contrées, qui ne seroient pas habitables sans ce secours Personne n'ignore que les grandes chaleurs ont besoin d'être tempérées par un air frais, et que rien n'est plus difficile à supporter que le poids d'une chaleur immodérée. Ils nous procurent la facilité de nous transporter dans les régions les plus éloignées, par le moyen de la navigation qu'ils favorisent, et d'augmenter, par cette voie, la multitude de productions qui peuvent contribuer au bien-être de l'homme. Ils agitent, ils mettent en mouvement les eaux ; ils les empêchent de croupir, et de repandre une infection mortelle sur la surface de la terre.

Ils font mouvoir plusieurs machines destinées à préparer la nourriture de l'homme, et à lui fournir plusieurs commodités de la vie.

S'il n'est point donné à tout le monde de s'occuper des observations que l'étude de la physique exige, la connoissance des vents a toujours paru si importante, que les yeux les moins instruits, les habitans de la campagne, par exemple, ne négligent jamais d'observer le vent qui règne, lorsqu'ils veulent entreprendre certains travaux, et rarement se trompent-ils dans les inductions qu'ils tirent de leurs observations. C'est pour rendre ces observations aussi générales que faciles à faire, qu'on établit au haut des châteaux et sur quantité de cheminées des instrumens connus sous le nom de girouettes. On trouve décrit dans Sigaud une de ces machines faite pour rendre le service plus commode. Les physiciens lui ont donné le nom d'anémomètre, et son usage est de faire connoître de la manière la plus précise, et dans l'intérieur d'un appartement, le vent qui souffle au-dehors.

De l'Acoustique, ou de la Perception des sons.

De tous les présens que nous a fait la nature, l'ouïe est un de ceux qui servent le plus à notre bonheur : par ce sens les hommes se communiquent leurs pensées et le créateur a placé un fluide autour de nous qui leur sert de conducteur. L'air est la cause principale du son ; l'on peut même dire que lui seul est sonore, et que les corps que l'on appelle de ce nom ne servent qu'à le modifier. C'est en rentrant dans le vuide qu'il produit le son ; celui-ci se fait sentir sans déplacement, de même qu'une série de

billes d'ivoire, dont la première seroit tou-
chée et qui feroit remuer la dernière sans
que les intermédiaires parussent y partici-
per. On peut prouver ce fait en mettant un
fil très-léger près des vibrations d'une cloche,
il n'éprouve aucun changement dans la ligne
qu'il affecte ; il en est de même de la flamme
d'une bougie. Tout son est le résultat d'un
choc : un bâton que l'on promène dans
l'air produit un son, à moins qu'on ne
le mène très-lentement ; il devient plus
ou moins sensible en raison de la vîtesse.
Cette expérience, qui a l'air très-simple,
explique cependant toute l'acoustique. Ce
bâton, lorsqu'il est remué avec vîtesse,
laisse un vuide et la rentrée de l'air se fait
entendre ; de même dans tous les instrumens et même pour tous les sons. Une expérience qui nous démontre bien que le son
est dû à l'air, est celle qui suit : on prend un
timbre qui, au moyen d'un rouage à ressort, marche assez long-tems ; on le met
sous le récipient de la machine pneumatique, on l'entend très-bien au travers du
verre, jusqu'à ce que le vuide soit fait ;
alors on ne l'entend plus.

Les cordes produisent, par leurs vibrations, des sons qui sont encore une suite
de la rentrée de l'air. Les sons ne sont
point différens en ton, mais bien en force :
le tems où cette force est la plus grande est
celui où l'on vient de la pincer. Une corde

une fois déterminée vibreroit toujours, si elle étoit parfaitement élastique. Les excursions sont égales en vîtesse, mais non en amplitude. Toutes les parties d'une corde d'un corps sonore sont remuées solitairement et généralement; par exemple, celle d'un luth forme une courbe ou un angle. Il faut donc qu'elle s'allonge, par conséquent que toutes ses parties constituantes changent de place, de même à une cloche; elle est ordinairement circulaire, dans le choc elle devient elliptique, toutes les parties constituantes de ses côtés se dérangent et l'élasticité les remet à leur place. Si l'on met autour d'une cloche un cercle de bois dans lequel il y ait des épingles enfoncées librement, que ces épingles touchent toute la cloche; si l'on donne une percussion à cette cloche, toutes les épingles se trouveront remuées en raison de l'épaisseur de la cloche. Le son se produit dans cet instrument, de même que dans les autres, en chassant de l'air de son intérieur à cause de la forme elliptique qu'elle prend.

On pourroit connoître la gravité d'un son par le reculement de ces épingles; le son le plus grave les reculeroit davantage. On peut distinguer trois choses principales dans le son : le timbre, le ton et la force. Le timbre est le corps qui a la faculté de modifier l'air au son; il y en a de bien différens : il en est comme des figures qui ont

une physionomie agréable, douce ou spirituelle, telles que la flûte, le clavecin, l'harmonica. Si l'on prend un son de clavecin,
il n'a rien d'intéressant, il est même aigre ;
mais son ensemble nous charme : c'est une
physionomie spirituelle. La force relative
du son se mesure par l'amplitude des excursions du corps agité ; les sons graves ou
aigus se propagent tous avec-la même vîtesse à toutes les distances. Les cordes font
l'effet du pendule, dans les vibrations elles
vont toujours en décroissant ; les sons aigus
en font 5552 par seconde, les graves 30.
Il est des sons dont l'identité est la même ;
c'est l'octave. Si l'on pince deux cordes à
l'octave, le son se confond à ne pas le reconnoître ; une plus éloignée se fera un peu
sentir. Les choses qui produisent le même
son, ce sont les longueurs des cordes, les
diamètres et les poids tendans. Dans tous
les instrumens, une corde de longueur
donnée, si elle est coupée par moitié, elle
a le double de vibrations dans le même
tems, et elle se trouve à l'octave ; de-là
suit :

1. 2. Octave.
2. 3. Quinte.
3. 4. Quarte.
4. 5. Tierce majeure.
5. 6. Tierce mineure.

Les sons sont entre eux comme les raci-
nes carrées des poids tendans. Un poids de

quatre livres, ou un peson à ressort est
attaché à une corde dont une extrémité est
retenue, elle produit un son quelconque :
il faut avoir l'octave, y attacher un poids
de seize livres, ainsi de suite. Deux cordes
qui sont au même ton et bien d'accord, si
l'on en fait fibrer une, l'autre, sans y toucher, éprouvera le même effet.

Les vibrations des cordes sont toujours
en raison inverse des longueurs et des diamètres ; par exemple, une corde qui auroit
quatre pieds, et qui exécuteroit trente vibrations par seconde, la coupant en deux,
elle en exécuteroit soixante. Les sons sont
d'autant plus aigus que le poids tendant est
plus considérable ; ce n'est donc pas en raison des masses que se déterminent les sons.
Les solides métalliques, l'enclume du ma-
réchal, ont tous des sons aigus. Il faut bien
distinguer dans tous les corps le son de percussion d'avec celui du raisonneur ; ce dernier est infiniment plus pur et plus doux,
tel que celui de l'harmonica. De tous les
instrumens celui qui a le son le plus agréable et le plus varié, c'est le violon ; aucun
ne prête autant au génie : il est le seul que l'on
puisse à un grand point multiplier dans un
orchestre sans y apporter de confusion. En
examinant la somme du poids qu'il faut
pour tendre les cordes d'un violon, on est
étonné qu'il soit aussi grand ; il égale 50 ou
55 livres : la basse 80 à 90.

Z 4

L'harmonica est composé de plusieurs verres larges qui sont enfilés sur un axe commun, et que l'on touche avec le doigt mouillé. Cet instrument, extrêmement doux, est néanmoins le plus touchant qui existe; il pénètre jusqu'à l'ame. On pourroit le modifier de plusieurs manières; je viens de décrire celle que nous a donné Franklin.

L'ingénieux Bayer, physicien distingué, a fait un autre instrument avec des tringles de verre qui est aussi très doux; il se touche comme un clavecin.

Voici ce que MM. les commissaires de l'académie nationale des sciences ont pensé de cet instrument.

Le son dans cet instrument ne se tire pas, comme dans les forte-piano ordinaires, de cordes tendues frappées par des marteaux. A ces cordes l'auteur a substitué des glaces, attachées sur deux espèces de chevalets, dont l'extrémité libre est frappée par des marteaux garnis d'étoffes. La queue de ces marteaux est composée de manière que les touches leur communiquent un mouvement capable de tirer de toutes les lames un son égal, et qui sur-tout ne puisse être assez fort pour les casser. Il résulte de cette construction, que l'instrument n'a jamais besoin d'être accordé, etc. L'harmonie de cet instrument nous a paru douce et agréable, et s'accorder assez bien avec la voix,

L'auteur n'a rien négligé dans la partie de l'exécution , et cherche encore les moyens de le perfectionner davantage.

Le premier instrument de M. Bayer a été emporté en Amérique par Franklin , qui l'a nommé *glass-cord ;* nom composé de deux mots Anglois , *glass* , verre, et *cord ,* corde, et qui désigne un instrument à cordes de verres

Le forte-piano a un grand avantage sur le clavecin en ce qu'il a de l'expression. Un artiste habile peut donner l'essor aux sentimens que son ame éprouve, en imprimant au marteau un degré de force plus ou moins grand ; il a en outre sur le premier l'avantage du timbre, bien plus doux quoique plus énergique. Il est vrai qu'il offre aussi de bien grandes difficultés dans sa construction et même lorsqu'il a un certain degré de perfection , on ne peut pas se flatter qu'il en jouisse long-tems ; la peau, dont les marteaux sont enveloppés , se durcit, vieillit, enfin vient à un point qu'un très-bon instrument peut devenir très-mauvais. Le contraire a lieu quant au clavecin , souvent les plus vieux sont les meilleurs ; mais le son de cet instrument est aigre et sec , et quelque parfait qu'il soit, il conserve toujours ce caractère ; enfin . les sons en sont foibles et ne changent jamais de force.

Les corps sonores profèrent, avec le ton primitif, l'octave de la quinte ; c'est ce qui constitue le son plein. Un son ne fait point raisonner une corde par analogie, mais bien par identité ; ainsi lorsqu'on voit vibrer une corde par l'impression qu'une autre lui communique, on peut assurer qu'elle produit un son dont la nature est parfaitement la même que celui de la première à l'intensité près.

C'est toujours par la même loi que nous expliquerons les sons que produisent les instrumens à vent. Voici une expérience qui en donne la théorie d'une manière bien claire. Si l'on a un bocal très-long et fort étroit, que l'on verse de l'eau dans son intérieur, en la faisant tomber d'un peu haut, on entendra sensiblement une gamme dont les sons iront en montant de même que l'eau. Si l'on fait raisonner le vase de même qu'une harmonica, et que dans ce moment l'eau s'écoule par le bas, on reconnoîtra la gamme en descendant.

Les instrumens à vent peuvent être comparés à ceux à cordes ; la longueur du cylindre creux est cette corde, la colonne d'air qui presse d'un bout est un des poids tendans, celle expirée des poumons représente l'autre, les trous sont les différentes parties de cette corde par où on peut la couper. Delà tous les tons de l'aigu au grave. On peut encore obtenir, par la seule insufflation, des octaves différens ; une flûte dans laquelle on souffle légèrement et dont tous les trous sont bouchés, produit le ton le plus bas dont elle est susceptible. Si dans cette situation on souffle plus fort, elle montera à l'octave sans rien changer aux doigts. C'est en raison de la longueur des tuyaux que ce ton se produit, mais non en raison de leur diamètre. Un tuyau d'orgue de six pieds de longueur et de six pouces ou de deux de diamètre, produit sensiblement le même son, à la différence près qu'il faut pour celui-ci une moindre insufflation que pour le premier, si l'on veut tirer de celui-ci le son entier; car il en est de même ici que d'une corde de basse que l'on voudroit faire raisonner avec un archet fait avec quelques brins de crins, on tireroit de cette corde tous les tons successivement jusqu'à ce que cet archet fût assez fort pour tirer le ton plein. Cet effet, pour le tuyau, est fondé sur un principe d'hydrostatique: les fluides pèsent en raison de leur hauteur et de leur base; celui qui présentera une plus grande base demandera une insufflation plus forte. On peut considérer ces tuyaux d'orgue comme un paquet de petites cordes à côté les unes des autres, dont chacune a besoin d'un certain degré de force pour être mue. Une corde de sept pieds et demi fait environ cent dix-huit vibrations par seconde.

Lorsque l'on monte, ou baisse en raison de la pésanteur de l'air ou de son élasticité;

lorsque le baromètre est plus haut, il exprime un poids tendant plus considérable
et les sons doivent être plus aigus. Les
hautbois, les flûtes, etc. peuvent être regardés comme des monocordes; il n'y en a
en effet pas un seul que l'on ne coupe avec
les doigts à volonté.

Le cor de chasse est un des plus intéressans instrumens de musique, et dont le
jeu est le plus difficile. On peut le considérer comme un monocorde, à la différence
près qu'il n'a point de chevalet, ou les moyens
de couper la corde aërienne par l'intermède
des trous tels qu'aux flûtes, aux hautbois,
ou autres instrumens de cette nature. Le
son total du cor est très-bas et très-difficile
à obtenir dans sa pureté; si on le manque,
il monte à l'octave: il n'y en a point d'intermédiaire entre les extrêmes que l'on
puisse obtenir sur cet instrument. Les changemens de ton se font par l'insufflation;
on coupe la corde aërienne en différentes
parties, en raison de l'intensité qu'on lui
donne. Le cor de chasse a des tons naturellement faux, que l'on corrige en enfonçant la main dans le pavillon. On est parvenu à perfectionner le jeu et l'instrument
même depuis quelque tems au-delà de ce
que l'on auroit osé espérer; ce qui l'a rendu propre à être employé dans les concerts
où il fait un excellent effet, conduit par un
artiste habile : ses sons sont beaux, et res-

semblent beaucoup à ceux de l'harmonica ; sa gamme est formée sur ce principe. Si l'on communique à une corde une trop grande vibration , alors elle se partage d'elle-même en deux , et chaque portion vibre particulièrement. On a fait cette expérience sur la corde d'une basse ; si on la coupe avec le doigt au tiers d'un côté ou de l'autre, le ton est le même ; ainsi lorsque l'air est modifié entre les lèvres d'une certaine manière , il produit sur cette corde aërienne le même effet ; elle est coupée en deux , trois , quatre, cinq, six, sept, huit, etc.; mais il faut remarquer que dans le premier intervalle il n'y a point de ton intermédiaire , dans le second octave il y en a.

L'orgue est un instrument très-ancien et très-riche; il réunit à lui seul presque tous les instrumens à vent , mais il les rend esclave, et cette liberté perdue leur ôte le charme de leur voix. Ils perdent l'inflexion, la chose la plus précieuse et le plus grand moyen qu'ils avoient pour toucher l'ame. Au milieu de ses richesses , l'orgue est pauvre ; il peut avoir la faculté d'étonner , mais ce n'est pas celle de plaire.

Je vais finir cet article en donnant une idée du son réfléchi, ou de l'écho et du son considéré dans l'organe.

Il en est du son , considéré dans le milieu qui le transmet , comme de tout corps élastique en mouvement : si ce dernier rencontre sur son passage un obstacle invincible, il se réfléchit : pareillement lorsqu'un rayon sonore rencontre un obstacle qui s'oppose à la continuité de son mouvement, il revient sur ces pas, et il en résulte alors un son réfléchi que nous désignons sous le nom d'écho. Il suit delà que tout ce qui sera propre à s'opposer à la propagation du son et à le réfléchir, formera un écho. Ainsi une tour, un édifice élevé, des montagnes, des forêts, souvent même un nuage épais, et fort bas, produisent cet effet ; mais il faut pour cela que l'observateur soit placé à une distance convenable de ces obstacles, afin qu'il puisse distinguer commodément le son qu'ils renvoient. Sans cela le son direct se confondroit avec le son réfléchi, et l'écho ne produiroit plus qu'une confusion de sons que l'oreille ne pourroit distinguer.

Supposons donc, par exemple ; que l'observateur étant très-proche du corps sonore, il soit éloigné de 535 pieds de l'obstacle qui produit l'écho ; dans cette supposition, le son direct aura 535 pieds à parcourir pour parvenir à L'obstacle, et, à peu de chose près, le même chemin pour revenir à l'oreille de l'observateur. Or, comme le son emploie une seconde à parcourir ce chemin, le son réfléchi, ou l'écho, ne se fera entendre qu'après une seconde, et l'observateur pourra

distinguer aisément tous les sons que produira le corps sonore pendant ce tems.

Supposons que le corps sonore soit une
personne qui parle, l'observateur entendra
donc deux fois, et distinctement les mêmes paroles proférées pendant ce tems. Si l'obstacle
est plus près du corps sonore, ou de celui
qui parle, l'observateur ne pourra peut-être
distinguer que la dernière syllabe, et l'écho
se nomme alors monosyllabe ; on l'appelle
polysyllabe, lorsqu'on peut entendre distinctement plusieurs syllabes ; et on peut en
entendre un nombre d'autant plus grand
que le son réfléchi met plus de tems à venir
à l'oreille, ou, ce qui revient au même,
que l'obstacle est plus éloigné du corps
sonore.

Seroit-il donc possible, d'après la connoissance de la vitesse avec laquelle le son
se propage, de déterminer la distance à laquelle l'observateur doit être placé de l'obstacle, pour qu'un écho soit monosyllabe, ou
pour qu'il soit pollysyllabe ? plusieurs grands
hommes ont calculé cette distance, en comparant l'espace que le son parcourt en une
seconde, au nombre de tons différens que
l'oreille de l'homme peut distinguer dans le
même tems. Mussenbroek, remarque à ce
sujet, qu'une oreille accoutumée à entendre
de la musique, distingue neuf à dix tons
différens, qu'un musicien peut exécuter sur
un violon, en jouant *prestissimo*, pendant

l'espace d'une seconde : d'où il conclut que cette même oreille doit entendre un écho monosyllabe, lorsque l'obstacle qui le produit est éloigné de 53 pieds et demi, du corps sonore. Il remarque très-judicieusement, à cet égard, qu'il faut un espace un peu plus grand pour quelqu'un dont l'oreille ne seroit point accoutumée à saisir un aussi grand nombre de tons dans le même tems. Le père Mersenne, veut que cette distance soit de 69 pieds. Morton, en exige 90, et conséquemment 180 pour un écho de deux syllabes, 270, pour un écho de trois syllabes, etc.

On peut juger par-là à quelle distance étoient situés les obstacles qui produisoient ces fameux échos, qui répétoient distinctement un si grand nombre de syllabes : tels furent celui qu'on admiroit auprès d'Ormesson, il répétoit quatorze syllabes pendant le jour, et dix-sept pendant la nuit ; celui du parc de Woodstok en Angleterre, qui répétoit dix-sept syllabes pendant le jour, et vingt pendant la nuit ; celui de la province de Sussex étoit encore plus célèbre : il répétoit vingt-une syllabes.

S'il y avoit des obstacles dit Mussenbroek, disposés à différentes distances d'une personne qui parleroit, et de façon que ceux qui seroient les plus proches, fussent plus bas, et les plus éloignés, plus élevés ; ou s'il y avoit au moins deux obstacles élevés et parallèles entre eux disposés de façon à réfléchir le son au même endroit ; on entendroit alors différentes répétitions de l'écho, qui se succéderoient les unes aux autres : mais comme, pour l'ordinaire, la voix paroît plus foible, lorsqu'elle vient d'un endroit plus éloigné, et qu'elle paroît plus claire lorsqu'elle vient d'un endroit plus proche, la première répétition de l'écho seroit très-claire : savoir, celle qui viendroit de l'écho le plus voisin ; les autres deviendroient de plus basses en plus basses, à proportion que les obstacles seroient plus éloignés : par conséquent, si, dans cette supposition, quelqu'un prononçoit l'exclamation ah ! les échos répéteroient cette syllabe, dont le son s'affoibliroit de plus en plus : ce qui représenteroit assez bien les gémissemens d'un moribond.

Les murs qui sont fort élevés, continue le même physicien, répètent aussi plusieurs fois les sons, et produisent des échos redoublés, tels qu'on en remarqua anciennement un très-surprenant, dans le château de Simonette, et dont Kirker, Scot, et Misson nous ont donné la description. Il y avoit, disent-ils, dans l'un des murs de ce château une fenêtre, d'où celui qui parloit entendoit ses paroles répétées quarante fois.

Il est enfin des obstacles si singulièrement

disposés et qui renvoient le son d'une manière si particulière, qu'on a entendu des échos rendre le son beaucoup plus haut que le corps sonore ne l'avoit produit. On en a entendu qui imitoient la voix de celui qui parloit avec un ris moqueur, et d'autres la rendoient plaintive.

Du Son considéré dans l'organe.

POUR déveloper cette question, autant qu'elle le mériteroit, il faudroit donner ici une description anatomique très - circonstanciée de l'oreille et de ses différentes parties. Or, comme cette discussion est tout-à-fait étrangère à notre objet, nous croyons devoir renvoyer nos lecteurs à différens ouvrages très-connus et très-estimés en ce genre. Nous nous bornerons donc ici à donner une légère idée de cet organe; afin de pouvoir expliquer, autant qu'il est possible, par quel méchanisme, le son transmis jusqu'à cet organe, fait sur le cerveau les impressions qu'il doit faire pour exciter en nous la perception des sons.

Ce qu'on appelle communément l'oreille dans l'homme, ne fait que la portion la moins importante de ce précieux organe. C'est une espèce de pavillon, situé aux deux côtés de la tête. Il comprend plusieurs éminences et plusieurs cavités, auxquelles

les anatomistes ont donné des noms particuliers. Ces deux pavillons, qu'ils décrivent
sous le nom d'oreilles externes, susceptibles
de quelques mouvemens obscurs, sont on ne
peut plus propres à l'effet auquel ils sont destinés. Ils rassemblent les rayons sonores qui
viennent les frapper, et ils les dirigent dans
un conduit qu'on appelle le conduit auditif.
C'est un canal oblique, en partie cartilagineux, et en partie osseux, fermé à son
extrémité intérieure par une membrane nommée la membrane du timpan ou du tambour.

Au-delà de cette membrane, on remarque
une cavité de figure ellyptique, qu'on nomme la caisse. C'est à proprement parler,
l'oreille moyenne, pour la distinguer, comme
il convient, de l'oreille externe, qui comprend le pavillon et le conduit auditif, et
de l'oreille interne, dont nous parlerons dans
le moment.

On remarque dans la caisse quatre petits
osselets, qu'on distingue sous les noms de
marteau, d'étrier, d'enclume et de lenticulaire, par la ressemblance qu'ils ont avec
différens objets. On y remarque encore une
petite portion nerveuse, dirigée sur l'un des
diamètres de la membrane du timpan. C'est
ce qu'on appelle la corde du tambour, par
comparaison à celle qui traverse également
la peau inférieure d'un tambour.

A a 2

Nombre de cavités se font encore distinguer dans l'espace de la caisse : 1°. la
trompe d'Eustache. C'est un canal en partie osseux, cartilagineux et membraneux,
qui s'ouvre dans la bouche, et établit une
communication entre cette dernière cavité
et l'oreille moyenne.

2°. Une cavité qui se rend dans les si-
nuosités de l'apophyse mastoïde. Celles - ci
donnent plus d'étendue aux vibrations harmoniques, qui se transmettent à l'oreille
moyenne.

3°. Deux autres cavités encore nommées
les deux fenêtres, et distinguées l'une de
l'autre par leur figure, l'une ovale et l'autre
ronde. Ces deux fenêtres sont fermées par
une membrane, et cette membrane établit
une communication entre l'oreille moyenne
et l'oreille interne, dont il nous reste à
parler.

Cette dernière cavité se nomme le laby-
rinthe : elle est composée de trois parties;
le vestibule, les canaux semi-circulaires et
le limaçon.

Le vestibule est une cavité assez irrégu-
lièrement arrondie, dans laquelle on distingue sept ouvertures, cinq desquelles répondent aux canaux semi - circulaires, la
sixième à la fenêtre ovale, et la septième

à l'orifice de la trompe externe du limaçon.

Cette dernière partie est formée de la révolution d'un conduit osseux, qui fait deux tours et demi en forme de spirale. La cavité de ce conduit va toujours en diminuant : elle est partagée sur toute sa longueur en deux parties qu'on appelle les rampes du limaçon, dont l'une est interne et l'autre externe. Cette séparation se fait par une lame spirale, en partie osseuse et en partie membraneuse.

L'origine de ces deux rampes se trouve au vestibule, dans lequel la rampe externe s'ouvre : la rampe interne répond à la fenêtre ronde. Cette construction connue, on peut décrire assez facilement la propogation du son, depuis son origine dans le corps sonore jusqu'à l'organe qui nous le fait entendre.

Lorsque le corps sonore résonne, le son qu'il produit se transmet en forme de rayons dans toute la masse d'air interceptée entre le corps sonore et notre oreille. La partie cartilagineuse de l'oreille externe ramasse ses rayons, les réfléchit et les dirige vers le méat auditif, dans ce canal que nous avons désigné sous le nom de canal auditif. Ces rayons passant alors d'un plus grand espace dans un plus petit, se condensent et augmentent d'intensité ; et c'est avec cette force augmentée qu'ils vont frapper la membrane du tambour. Cette membrane ébranlée par la commotion qu'elle reçoit, se bande et se monte à l'unisson du corps sonore, ce qu'elle exécute à l'aide d'un muscle qui appartient au marteau. Elle frémit donc alors d'une manière analogue au frémissement excité dans le corps sonore, et transmet le mouvement qui l'anime aux quatre osselets avec lesquels elle communique, et conséquemment à toute la petite masse d'air interceptée dans l'oreille moyenne. Ces tremoussemens, excités et communiqués aux osselets, sont une espèce de *stimulus* qui met en contraction les muscles qui lui appartiennent. Le muscle de l'étrier se contracte alors, et transmet l'impression qu'il vient de recevoir à la fenêtre ovale sur laquelle sa base s'appuie. La membrane qui la ferme excite par-là un ébranlement à la masse d'air renfermée dans le vestibule et dans le limaçon, et conséquemment dans les parties nerveuses qui tapissent les canaux semi-circulaires, et dans celles qui constituent la lame spirale du limaçon.

Or, ces dernières portions des nerfs paroissent par préférence jouir de la faculté de transporter les impressions des sons jusqu'au cerveau. L'office, en effet, essentiel

d'un organe, dit fort ingénieusement M.
Lecat, est d'être propre à son objet; et
pour l'organe de l'ouïe, c'est d'être proportionné avec les différentes vibrations de l'air.
Ces vibrations ont des différences infinies :
leur progression est susceptible de degrés
infiniment petits ; il faut donc que l'organe
fait pour être à l'unisson de toutes ces vibrations, et pour les recevoir distinctement,
soit composé de parties dont l'élasticité
suive cette même progression, cette même
gradation insensible ou infiniment petite.
Or, la lame spirale du limaçon est la seule
partie de l'oreille propre à se prêter à cette
progression.

On peut aisément expliquer, d'après cette
théorie, comment il arrive qu'une personne
sourde n'entende que des sons aigus : on
conçoit également comment il s'en trouve
quelques-unes qui ne peuvent distinguer
que des sons graves, et d'autres enfin auxquels il faut parler sur un ton qui ne soit
ni trop haut ni trop bas. Ces phénomènes
doivent nécessairement avoir lieu, lorsque la
surdité provient d'un vice dans la lame
spirale du limaçon, suivant la partie de
cette lame qui sera affectée. Supposons donc
que, par un accident quelconque, les fibres
nerveuses de la base et de la partie moyenne
de cette lame soient détruites ou paraly-
sées ; dans ce cas, les sons graves et les

moyens, ne trouvant plus, dans cet organe, des filets propres à faire des vibrations qui leur soient analogues, ces sons
ne pourront se transmettre jusqu'au cerveau; tandis que les sons aigus pourront
encore y parvenir par le ministère des filets
nerveux qui se trouveront bien disposés vers
le sommet de cette lame.

Cette théorie suppose qu'un son donné,
étant produit, se transmet de proche en
proche jusqu'à l'organe, et qu'il ébranle
particulièrement, dans cet organe, le filet
nerveux susceptible de faire des vibrations
harmoniques et concordantes à celles du
corps sonore, sans affecter de la même
manière les autres filets du même organe.
Or, cette supposition est, ou ne peut plus,
conforme à une loi générale de la nature.
Nous remarquons, en effet, constamment
que si on pince une corde d'instrument à
côté ou à peu de distance d'un autre instrument, supposons un clavecin, la corde
de ce clavecin, montée à l'unisson de celle
qu'on pince, résonne aussitôt, et fait des
vibrations plus ou moins sensibles. On remarque même encore alors, que celles qui
sont à l'octave, à la quinte et à la tierce
aiguë de cette corde, frémissent également,
quoique d'une manière moins sensible; tandis que toutes les autres cordes du clavecin restent dans un parfait repos. C'est eu

conséquence de l'universalité de cette loi ;
que certains sons nous affectent particulièrement, et excitent au-dedans de nous, dans
nos membres, et même dans nos os, un
certain frémissement que nous ne pouvons
éviter.

FIN DU PREMIER VOLUME.

TABLE
DES ARTICLES

Contenus dans ce volume.

(381)

FIN DE LA TABLE.

E R R A T A.

<table>
<tr><td>PAGE</td><td>18</td><td>ligne 14 toute, lisez tout.</td></tr>
<tr><td></td><td>31</td><td>16 pouvions, lisez pouvons.</td></tr>
<tr><td></td><td>45</td><td>14 par l'espace — par l'étendue, lisez de l'espace — de l'étendue.</td></tr>
<tr><td></td><td>49</td><td>6 en attachant, lisez attacher.</td></tr>
<tr><td></td><td>52</td><td>4 après, lisez qu'après.</td></tr>
<tr><td></td><td>65</td><td>antip. dans la seconde, lisez dans la deuxième seconde.</td></tr>
<tr><td></td><td>73</td><td>26 sollicite, lisez sollicité.</td></tr>
<tr><td></td><td>74</td><td>4 effacez qui.</td></tr>
<tr><td></td><td>80</td><td>29 et qui, lisez et qu'il.</td></tr>
<tr><td></td><td>92</td><td>21 venant, lisez vient.</td></tr>
<tr><td></td><td>96</td><td>7 réfraction, lisez réflexion.</td></tr>
<tr><td></td><td>98</td><td>5 effacez ainsi.</td></tr>
<tr><td></td><td>101</td><td>29 semblables, lisez égaux.</td></tr>
<tr><td></td><td>104</td><td>19 impregnée, lisez imprimée.</td></tr>
<tr><td></td><td>105</td><td>5 s'ensuit, lisez s'enfuit.</td></tr>
<tr><td></td><td>119</td><td>15 effacez qui nous apprend.</td></tr>
<tr><td></td><td>131</td><td>5 statior, lisez stare.</td></tr>
<tr><td></td><td>134</td><td>10 défense, lisez descente.</td></tr>
<tr><td></td><td>152</td><td>4 après moindre ajoutez que celui.</td></tr>
<tr><td></td><td>158</td><td>15 cette perpendiculaire, lisez celle perpendiculaire.</td></tr>
<tr><td></td><td>160</td><td>antip. incompatibles, lisez incompressibles.</td></tr>
<tr><td></td><td>162</td><td>29 qu'il fut, lisez quel fut.</td></tr>
<tr><td></td><td>166</td><td>19 l'ouverture, lisez la couverture.</td></tr>
<tr><td></td><td>167</td><td>4 densité, lisez élasticité.</td></tr>
<tr><td></td><td>169</td><td>8 décomposant, lisez composant.</td></tr>
<tr><td></td><td>173</td><td>8 diroit, lisez disoit.</td></tr>
<tr><td></td><td>181</td><td>3 croit, lisez croye.</td></tr>
<tr><td></td><td>185</td><td>20 effacez dans.</td></tr>
<tr><td></td><td>200</td><td>10 cercle concentrique, lisez cercles concentriques.</td></tr>
<tr><td></td><td>201</td><td>19 se, lisez la.</td></tr>
<tr><td></td><td>207</td><td>27 et sinus, lisez est au sinus.</td></tr>
<tr><td></td><td>216</td><td>14 lieux, lisez cieux.</td></tr>
</table>

Tome I.

Page 217 ligne 25 passoit, *lisez* passoient.
225   6 et pour faire voir, *lisez* on verra.
239   9 simple attraction, *lisez* simples attractions.
254   *pénult.* l'électricité, *lisez* l'élasticité.
260   6 le présente, *lisez* la présente.
282   19 et ce que cuivre, *lisez* et que ce cuivre.
290   10 du nom des pôles, *lisez* dans la direction des pôles.
292   13 volatiser, *lisez* volatiliser.
297   14 ému, *lisez* mu.
309   *dern.* dessous, *lisez* dessus.
312   14 marqué, *lisez* remarqué.
318   18 les abordent, *effacez* les.
321   20 *après* O. S. O. *ajoutez* nord-nord-est N. N. E.
322   10 ou, *lisez* au.
323   24 enrus, *lisez* eurus.
327   6 d'après, *lisez* après.
336   6 ces, *lisez* ses.
359   4 faut avoir, *lisez* il faut pour avoir.
363   *pénult.* lorsqu'on monte, *lisez* le son monte.

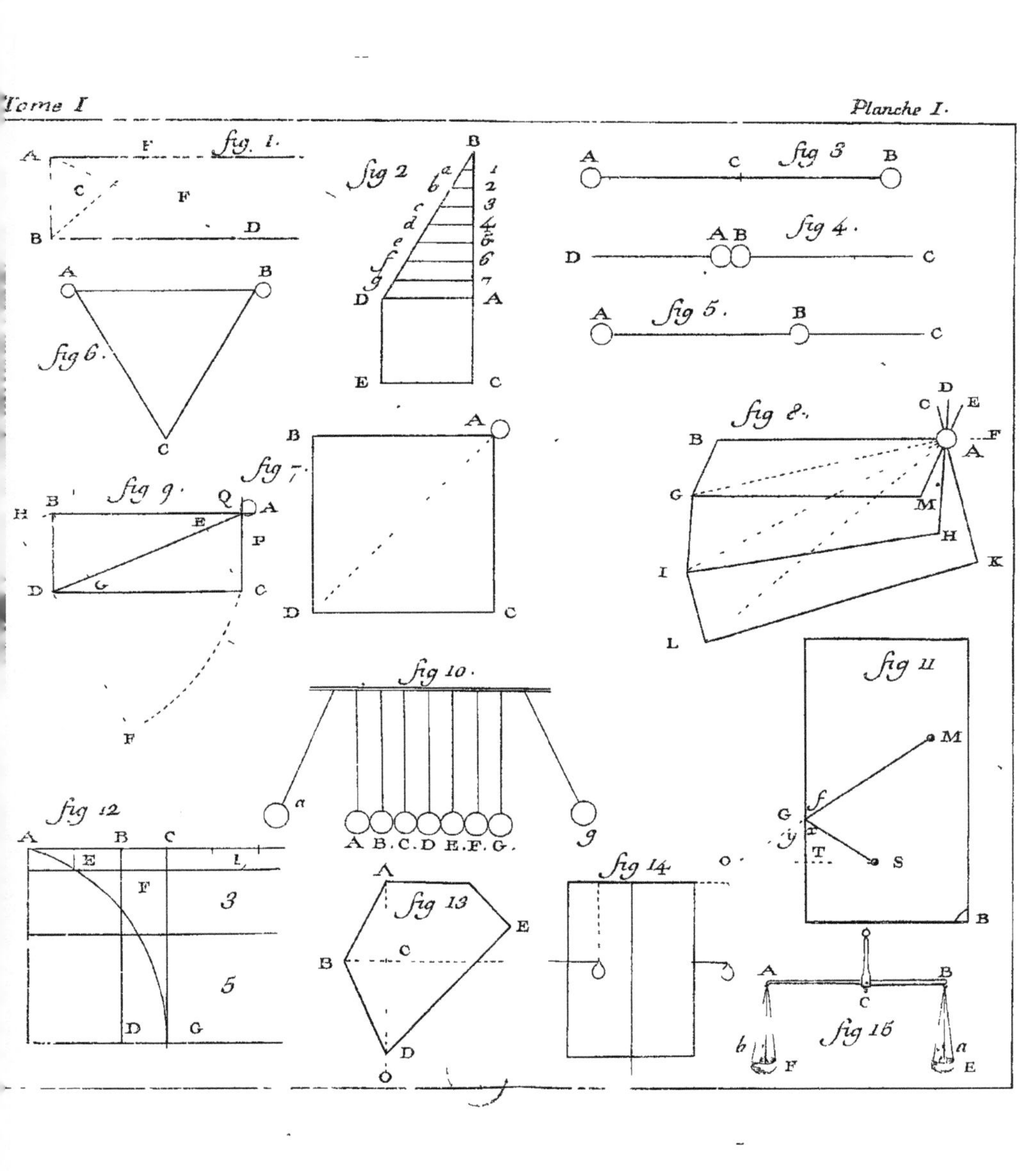

fig. 1.
Sig 2
fig 3
fig 4
fig 5
fig 6
fig 7
fig 8.
fig 9
fig 10.
fig 11
fig 12
fig 13
fig 14
fig 15

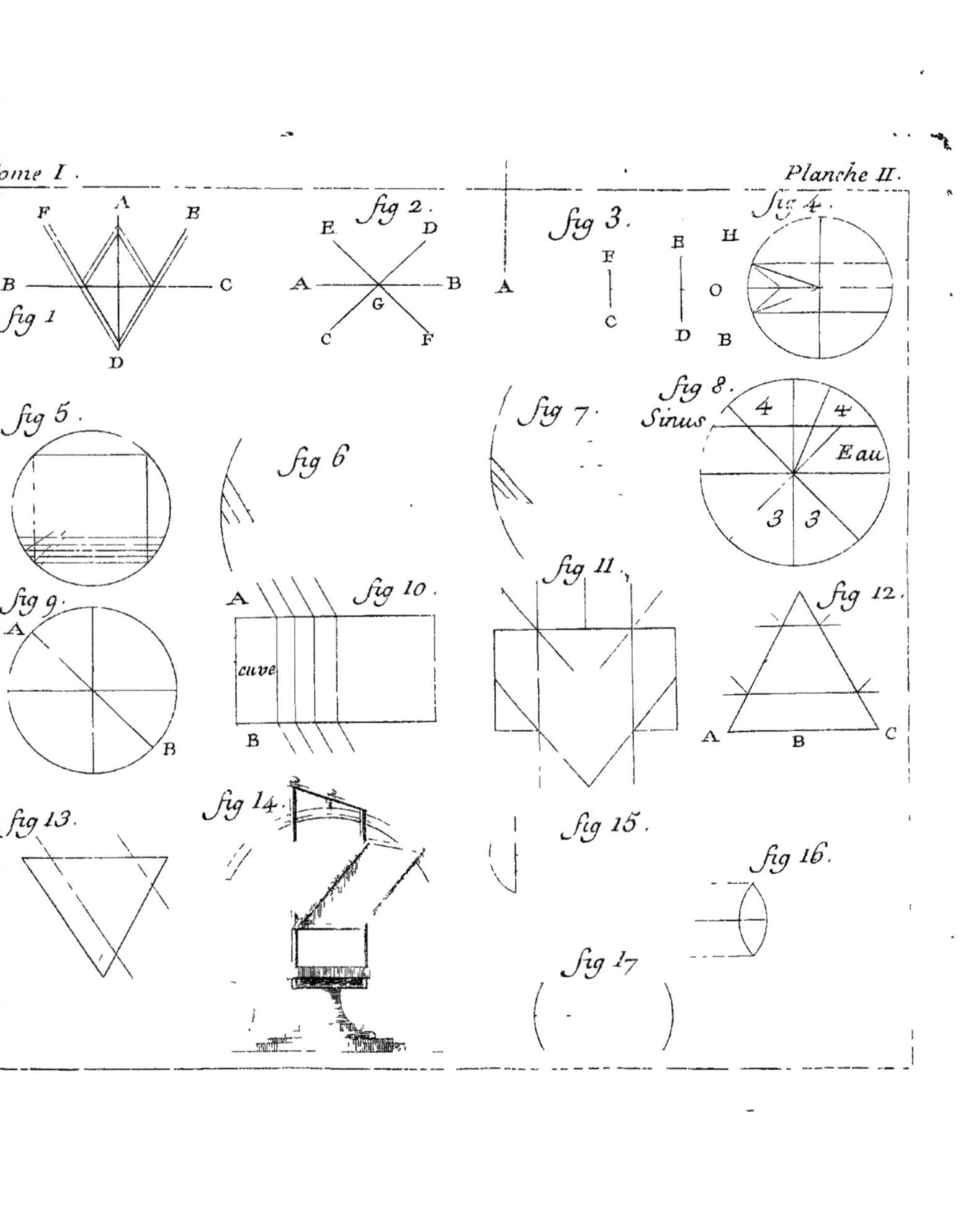
F
A
E
B
C
fig 1
D
fig 2
E
D
A
B
G
C
F
fig 3
F
C
A
E
D
B
H
O
fig 4
fig 5
fig 6
fig 7
fig 8
Sinus
4
4
Eau
3
3
fig 9
A
B
cuve
A
B
fig 10
fig 11
fig 12
A
B
C
fig 13
fig 14
fig 15
fig 16
fig 17

www.ingramcontent.com/pod-product-compliance
Ingram Content Group UK Ltd.
Pitfield, Milton Keynes, MK11 3LW, UK
UKHW010909160726
13695UKWH00007B/114